T0281282

Best of Therapie

Mit „Best of Therapie" zeichnet Springer die besten Masterarbeiten aus den Bereichen Ergotherapie, Logopädie und Physiotherapie aus. Inhalte aus den etablierten Bereichen der Therapiewissenschaft, Pädagogik, des Gesundheitsmanagements und der Grundlagenforschung finden hier eine geeignete Plattform. Die mit Bestnote ausgezeichneten Arbeiten wurden durch Gutachter empfohlen und behandeln aktuelle Themen rund um die Therapiewissenschaften im Gesundheitswesen. Die Reihe wendet sich an Praktiker und Wissenschaftler gleichermaßen und soll insbesondere auch Nachwuchswissenschaftlern Orientierung geben.

Weitere Bände in der Reihe http://www.springer.com/series/15357

Anja Herbach

Systemische Intervision für den Alltagsgebrauch

Ein Versuch an einer
Berufsfachschule für Logopädie

Mit einem Geleitwort von Johannes Groß

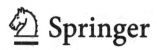 Springer

Anja Herbach
Kindersprache, Redeflussstörungen
Berufsfachschule für Logopädie
Würzburg
Würzburg, Deutschland

ISSN 2569-9520   ISSN 2569-9539 (electronic)
Best of Therapie
ISBN 978-3-658-24306-7   ISBN 978-3-658-24307-4   (eBook)
https://doi.org/10.1007/978-3-658-24307-4

Die Deutsche Nationalbibliothek verzeichnet diese Publikation in der Deutschen National-
bibliografie; detaillierte bibliografische Daten sind im Internet über http://dnb.d-nb.de abrufbar.

© Springer Fachmedien Wiesbaden GmbH, ein Teil von Springer Nature 2019
Das Werk einschließlich aller seiner Teile ist urheberrechtlich geschützt. Jede Verwertung, die
nicht ausdrücklich vom Urheberrechtsgesetz zugelassen ist, bedarf der vorherigen Zustimmung
des Verlags. Das gilt insbesondere für Vervielfältigungen, Bearbeitungen, Übersetzungen,
Mikroverfilmungen und die Einspeicherung und Verarbeitung in elektronischen Systemen.
Die Wiedergabe von Gebrauchsnamen, Handelsnamen, Warenbezeichnungen usw. in diesem
Werk berechtigt auch ohne besondere Kennzeichnung nicht zu der Annahme, dass solche
Namen im Sinne der Warenzeichen- und Markenschutz-Gesetzgebung als frei zu betrachten
wären und daher von jedermann benutzt werden dürften.
Der Verlag, die Autoren und die Herausgeber gehen davon aus, dass die Angaben und Informa-
tionen in diesem Werk zum Zeitpunkt der Veröffentlichung vollständig und korrekt sind.
Weder der Verlag, noch die Autoren oder die Herausgeber übernehmen, ausdrücklich oder
implizit, Gewähr für den Inhalt des Werkes, etwaige Fehler oder Äußerungen. Der Verlag bleibt
im Hinblick auf geografische Zuordnungen und Gebietsbezeichnungen in veröffentlichten Karten
und Institutionsadressen neutral.

Springer ist ein Imprint der eingetragenen Gesellschaft Springer Fachmedien Wiesbaden GmbH
und ist ein Teil von Springer Nature
Die Anschrift der Gesellschaft ist: Abraham-Lincoln-Str. 46, 65189 Wiesbaden, Germany

Geleitwort

Die Masterarbeit von Frau Herbach beschreitet einen ebenso anspruchsvollen wie lohnenswerten Weg: er besteht darin, das erkenntnistheoretische und wissenschaftliche Programm des systemisch-konstruktivistischen Ansatzes konsequent auf einen professionellen Bildungskontext anzuwenden. Im vorliegenden Fall geht es dabei um Intervision bzw. Supervision als Teil der logopädischen Ausbildung an einer Berufsfachschule.

Ein solches Unterfangen bedarf der Befähigung, sich selbst in einen erkenntnisdienlichen Abstand zu den Selbstverständlichkeiten der ausgeübten eigenen Profession begeben zu können. Diese reichen von pädagogischen Grundannahmen über ein formuliertes Kompetenzmodell bis hin zur zeitlichen Organisation von Supervision und Intervision als Aspekt institutioneller Rahmenbedingungen.

Diesen Weg zu gehen führt unvermeidlicher Weise in Widersprüche: zwischen pädagogischer Vermittlung und dem Ermöglichungsparadigma, zwischen als notwendig erachteter Steuerung und dem Wissen um die autopoietische Organisation von Aneignungsprozessen, zwischen der Orientierung an Qualitätsstandards und der Wahrnehmung und dem Gespür für die Zielgruppe der Schülerinnen und Schüler. Auch die Forschungsfrage der Arbeit bleibt selbst nicht frei von Turbulenzen, insofern ein stringenter systemischer Zugang nicht mehr dahinter zurück kann, die Abhängigkeit des Forschungsgegenstandes und der erzielten Erkenntnisse von der gewählten Beobachtungsweise (im Sinne der Kybernetik zweiter Ordnung) anzuerkennen.

In der vorliegenden Arbeit gelingt der Versuch, sich der Vielschichtigkeit des Themas anzunehmen, ohne in der Komplexität der eröffneten Ebenen verloren zu gehen. Vor allem ist es eine zugleich wissenschaftliche und praxisorientierte Haltung, die die Arbeit lesenswert macht: Eingebunden in ein professionelles Auftragsgeflecht, alltägliche Routinen und Verpflichtungen öffnet sich die Autorin zugleich einem ganz anderen – hier systemischen Blick auf die Dinge, der manches ad absurdum führt, vieles infrage stellt und zugleich andere Möglichkeiten erahnen lässt. Um einer solchen Möglichkeit nachzugehen, entscheidet sie sich, ein unkonventionelles, effizientes Format der Intervision in der eigenen Berufsfachschule zu erproben. Dieser Mut zu einem kreativen Risiko geht nun wiederum mit der uneingeschränkten Rollenverantwortung als Lehrlogopädin und Supervisorin einher: Als solche möchte die Autorin ernsthaft in Erfahrung bringen, ob der Versuch dem angestrebten Zweck dient und für die Ausbildungspraxis taugt.

Wenn die Arbeit also zur Veröffentlichung empfohlen wird, dann in der Überzeugung, dass sie erhellend und ermutigend zu lesen sein wird: übergeordnet betrachtet als Beispiel dafür, wie neues Denken in einen institutionalisierten Kontext Eingang finden kann - wie es dabei möglich ist, auftuenden Widersprüchen ebenso engagiert wie sachlich, nüchtern und gelassen zu begegnen. Dass der gewählte systemische Zugang und die damit gewonnenen Erkenntnisse für den Bereich logopädischer Ausbildung von Interesse sind, steht außer Frage und ist perspektivisch gesteigert, insofern der Akademisierungsprozess der Logopädie anhand der Kooperation mit einer Universität Teil der Betrachtung ist. Die Empfehlung reicht jedoch ausdrücklich hinaus über das spezifische Gebiet der Logopädie, das letztlich als ein gutes Beispiel für jeglichen kompetenzorientierten Bildungsauftrag behandelt wird und gelten kann.

Saarbrücken   Johannes Groß
                                                   (Lehrbeauftragter für
                                              den Masterstudiengang
                                              Systemische Beratung)

Institutsprofil

DISC

Das Distance and Independent Studies Center (DISC) wurde 1992 als Zentrum für Fernstudien und Universitäre Weiterbildung gegründet und ist eine zentrale wissenschaftliche Einrichtung der Technischen Universität Kaiserslautern. Das DISC beinhaltet die drei Bereiche: Zentrum für Fernstudien und universitäre Weiterbildung (ZFUW), eTeaching Service Center (etSC) und Selbstlernzentrum (SLZ) in denen das übergreifende Aufgabenspektrum des DISC jeweils in unterschiedlichen Feldern aufgegriffen wird: Fernstudium (ZFUW), digitaler E-Teaching-Support (etSC) und Selbstlernfähigkeiten (SLZ). Seine Aufgaben bestehen insbesondere in der Initiierung und Entwicklung von Weiterqualifikationsangeboten für Hochschulabsolventinnen und -absolventen. Das Spektrum der Maßnahmen, die in Zusammenarbeit mit den Fächern und Fachbereichen der TU angeboten werden, umfasst postgraduale Fernstudiengänge von unterschiedlicher Dauer und mit unterschiedlichen Abschlüssen. Alle Fernstudiengänge können berufsbegleitend absolviert werden. Zurzeit sind mehr als 4.200 Studierende aus ganz Deutschland, den europäischen Nachbarländern und auch aus Übersee in folgenden Studiengängen eingeschrieben:

ABTEILUNG „HUMAN RESOURCES"
European Adult Education (Zertifikat)
Erwachsenenbildung (Master of Arts)
Personalentwicklung (Master of Arts)
Schulmanagement (Master of Arts)
Systemisches Management (Zertifikat)
Systemische Beratung (Master of Arts)
Sozialwissenschaften: Organisation und Kommunikation (Master of Arts)
Organisationsentwicklung (Master of Arts)

ABTEILUNG „MANAGEMENT & LAW"
Master of Evaluation (Master of Arts)
Management von Gesundheits- und Sozialeinrichtungen (Master of Arts)
Management von Kultur- und Non-Profit-Organisationen (Master of Arts)

Nachhaltige Entwicklungszusammenarbeit (Master of Arts)
Ökonomie und Management (Master of Arts)
Steuerrecht für die Unternehmenspraxis (Master of Laws)
Wirtschaftsrecht für die Unternehmenspraxis (Master of Laws)

ABTEILUNG „SCIENCE & ENGINEERING"
Anlagensicherheit (vorbehaltlich der Akkreditierung)
Brandschutzplanung (Master of Engineering)
Financial Engineering (vorbehaltlich der Akkreditierung)
Medizinische Physik (Master of Science)
Medizinische Physik und Technik (Zertifikat)
Nanobiotechnology (Zertifikat) Nanotechnology (Master of Science)
Psychologie kindlicher Lern- und Entwicklungsauffälligkeiten (Master of Science)
Software Engineering for Embedded Systems (Master of Engineering)

TU Kaiserslautern

Als Campus-Universität mit rund 14.700 Studierenden bietet die Technische Universität Kaiserslautern in zwölf Fachbereichen rund 100 zukunftsorientierte Studiengänge an und gewährleistet durch ihre überschaubare Größe engen Kontakt zu Professoren sowie eine ausgezeichnete Betreuungssituation. Mit vielen attraktiven Studiengängen – von Biophysik, Bio- und Chemieingenieurwissenschaften über Lebensmittelchemie bis hin zu Technomathematik – hat die TU ihren Studierenden einiges zu bieten. Die meisten Studiengänge besitzen einen interdisziplinären Ansatz, verbinden somit verschiedene Fachgebiete. Der Studienabschluss in einem MINT-Fach (Mathematik, Informatik, Naturwissenschaften, Technik) eröffnet interessante und vielfältige Berufsperspektiven. Die TU Kaiserslautern genießt in Forschung und Lehre international hohes Ansehen. Die Studierenden und (Nachwuchs-)Wissenschaftlerinnen und Wissenschaftler profitieren von den zahlreichen international renommierten Forschungseinrichtungen, die im Bereich der angewandten Forschung eng mit der TU kooperieren. Das sind u.a. zwei Fraunhofer-Institute, ein Max-Planck-Institut, das Deutsche Forschungszentrum für Künstliche Intelligenz und das Institut für Verbundwerkstoffe.

DER WISSENSCHAFTSSTANDORT KAISERSLAUTERN IST EINES DER GRÖSSTEN IT-CLUSTER IN EUROPA

Die TU ist Mitglied im Verbund „Universität der Großregion – UniGR"; hierzu gehören außerdem die Universitäten in Lothringen, Lüttich, Luxemburg, Saarbrücken und Trier. Das bedeutet, die Studierenden der TU dürfen z.b. auch die Lehrangebote der Partneruniversitäten nutzen. Weitere Informationen: www.uni-kl.de/uni-gr. Attraktiv ist auch die Wohnungssituation für Studierende: In unmittelbarer Nähe zum Campus stehen mehr als 2.000 Wohnheimplätze zur Verfügung, die selbstverständlich alle auch kostenlosen Internet-Zugang bieten. Sowohl ausländische Studierende als auch Wissenschaftlerinnen und Wissenschaftler aus dem Ausland betreut die Abteilung Internationale Angelegenheiten/ISGS mit einem breiten Unterstützungsangebot, um sich schnell im Studium bzw. am Standort Kaiserslautern einzuleben. Der wissenschaftliche Nachwuchs (z.B. Promotionsstudierende) wird durch den TU-Nachwuchsring in seiner persönlichen und fachlichen Entwicklung unterstützt.

Der Campus der TU hat auch über die fachliche Ausbildung hinaus einiges zu bieten. Der Unisport ist mit einer sehr breiten Palette an sportlichen Aktivitäten und seinen attraktiven Exkursionen ein wichtiger Baustein im Freizeitangebot der TU. Konzerte, Theater, Kino und Ausstellungen beleben abends das kulturelle Ambiente auf dem Campus. In zahlreichen studentischen Arbeitsgruppen kann sich jeder seinem Hobby widmen. Vielfältige Festivitäten, wie etwa der Sommerball oder das Sommerfest, runden das Freizeitangebot der TU Kaiserslautern ab.

Vorwort und Danksagung

Die vorliegende Masterarbeit entstand im Rahmen meines Studiums der Systemischen Beratung an der TU-Kaiserslautern.

Die Idee zu diesem Thema entwickelte sich während einer Präsenzveranstaltung am Distance and Independent Studies Center der TU unter der Leitung von Johannes Groß, der mich mit seinem Intervisionsformat „Autopower" dazu inspirierte.

An dieser Stelle möchte ich mich recht herzlich bei Johannes Groß und den am Versuch beteiligten Kollegen bedanken. Besonderer Dank gilt auch Herrn Heinzl Mania, dem Schulleiter der Berufsfachschule für Logopädie Würzburg, der es mir ermöglichte, den Versuch an unserer Schule durchzuführen und die entsprechenden Daten zu erheben, sowie Herrn Hoffmann, dem Geschäftsführer der Caritas-Schulen gGmbH, der sich damit einverstanden erklärte, dass ich über die Schule schreibe und damit seine Zustimmung zur Veröffentlichung meiner Masterarbeit gab.

Auf die Veröffentlichung der in Kapitel 1.4.1 und 2.5.13 der Arbeit erwähnten Transkripte habe ich aus Gründen des Datenschutzes bzw. Wahrung der Anonymität verzichtet, da die relevanten Inhalte des Manuskripts sich auch so erschließen. Zu Zwecken des wissenschaftlichen Austauschs können die Transkripte unter gegebenen Bedingungen auf Anfrage eingesehen werden.

Ich widme diese Masterarbeit meinem Großvater, dem es gelang, mich bereits in jungen Jahren für geisteswissenschaftliche Themen zu interessieren.

Würzburg   Anja Herbach

Inhaltsverzeichnis

Geleitwort V
Institutsprofil VII
Vorwort und Danksagung XI
Abbildungs- und Tabellenverzeichnis XVII
Abkürzungsverzeichnis XIX

1 Einleitung 1
   1.1 Vorstellung des Themas / Problemstellung und
       Ausgangslage 1
   1.2 Inhalt und Aufbau der Masterarbeit 2
   1.3 Darstellung der Forschungslücke 2
   1.4 Zielsetzung und Kernfragen 3
   1.5 Methodisches Vorgehen und Arbeitsschritte 3
       1.5.1 Bestimmung des Ausgangsmaterials für die
             Analyse 4
       1.5.2 Fragestellung der Analyse 5

2 Hauptteil 7
   2.1 Systemtheorie und Konstruktivismus 7
       2.1.1 Systeme aus systemtheoretischer Sicht:
             Zusammensetzung, Funktion, Nutzen 7
       2.1.2 Triviale und nicht triviale Maschinen 8
       2.1.3 Operationale Geschlossenheit und
             Selbstreferenzialität 9
       2.1.4 Strukturdeterminiertheit – strukturelle Kopplung 10
       2.1.5 Konstruktion von Wirklichkeiten 11
       2.1.6 Der Beobachter 12
       2.1.7 Kommunikation aus systemtheoretischer Sicht:
             Wann ist Kommunikation gelungen? 13
       2.1.8 Viabilität 14
       2.1.9 Systemtheorie und Konstruktivismus: Ein
             Paradigmenwechsel in der Wissenschaftstheorie 14
   2.2 Berufsfachschulen für Logopädie und was man darüber
       wissen sollte 16
       2.2.1 Die Ausbildung 16

        2.2.2   Die „Ausbilder" 17
2.3 Die Berufsfachschule für Logopädie Würzburg 19
        2.3.1   Profil der Würzburger Logopädieschule 19
        2.3.2   (Wünschenswertes) Qualifikationsprofil der
                 Lehrkräfte: 21
        2.3.3   Das schuleigene Kompetenzmodell 21
        2.3.4   Funktionen eines Lehrlogopäden unter
                 Berücksichtigung der strukturellen
                 Gegebenheiten an der Berufsfachschule für
                 Logopädie Würzburg 23
                 2.3.4.1   Pädagogik – der Lehrlogopäde als
                            Pädagoge 23
                 2.3.4.2   Supervision – der Lehrlogopäde als
                            (Ausbildungs-) Supervisor 25
                 2.3.4.3   Die Akademisierung der Logopädie 30
2.4 Intervision und kollegiale Beratung 31
        2.4.1   Allgemeines zu Intervision / kollegialer Beratung 32
                 2.4.1.1   Synonyme, Definition 32
                 2.4.1.2   Unterscheidung von kollegialer
                            Beratung bzw. Intervision und
                            Supervision sowie Coaching 33
                 2.4.1.3   Zielgruppen für kollegiale Beratung 34
                 2.4.1.4   Nutzen und Wirkungen von Intervision /
                            kollegialer Beratung 34
                 2.4.1.5   Ablaufschemata nach Tietze und
                            Lippmann 35
                 2.4.1.6   Methodische Gestaltung entlang der
                            Hauptschritte nach Lippmann (2013) 37
                 2.4.1.7   Rollen der Teilnehmer in der
                            Intervision/kollegialen Fallberatung 38
        2.4.2   Verschiedene Gruppenformate vor dem
                 Hintergrund systemischer Beratung 40
                 2.4.2.1   Kollegiale Beratung 41
                 2.4.2.2   Reflecting Team 42
                 2.4.2.3   Was ist der spezifische Nutzen von
                            systemischer Intervision? 43
        2.4.3   „Autopower" als dyadisches und
                 minimalistisches Format für die systemische
                 Intervision 44

2.5 Der Versuch 47
   2.5.1 Methodische Überlegungen: Systemische
       Forschung 47
   2.5.2 Exkurs Devereux – „Angst und Methode in den
       Verhaltenswissenschaften" 48
   2.5.3 Fazit aus den Überlegungen zur Anwendung von
       Methoden innerhalb des Versuchs 49
   2.5.4 Qualitative Sozialforschung: Ein
       Definitionsversuch 51
   2.5.5 Untersuchungsplan: Qualitatives Experiment 53
   2.5.6 Verfahren qualitativer Analyse 55
   2.5.7 Erhebungstechnik: Teilnehmende Beobachtung 55
   2.5.8 Aufbereitungsverfahren: Wörtliche Transkription 56
   2.5.9 Auswertungsmethode: Qualitative Inhaltsanalyse 56
   2.5.10 Schritt 1: Bestimmung der Analyseeinheiten 57
   2.5.11 Schritte 2 bis 7: Theoriegeleitete Entwicklung der
       Kategorien 57
   2.5.12 Schritte 8 bis 10: Aufbereitung des Materials für
       die anschließende Darstellung der Ergebnisse 63
   2.5.13 Darstellung der Ergebnisse 63
       2.5.13.1 Das Prozessieren eines Falls mit
              „Autopower": Die Autorin (C) im
              Selbstversuch (Dyade) 63
       2.5.13.2 Intervision mit „Autopower": Die Autorin
              als Beobachterin der Kolleginnen A und
              B (Triade) 67

3 Fazit und Ausblick 71
  3.1 Beantwortung der Kernfragen 71
    3.1.1 Wirkt „Autopower" im Kontext der Untersuchung? 71
    3.1.2 Wie wirkt Intervision mit „Autopower"? Welches
        sind die grundlegenden Aspekte im Hinblick auf
        potenzielle Wirkfaktoren? 71
    3.1.3 Auf welchen Ebenen bringt die Intervision mit
        „Autopower" im gegebenen Kontext einen
        Nutzen? 71
    3.1.4 Ist die inhaltlich strukturierende qualitative
        Inhaltsanalyse ein geeignetes Instrument, um
        diesen Fragen nachzugehen? 72

3.1.5 Wie wird „Autopower" von den am Versuch
           teilnehmenden Kollegen angenommen und unter
           welchen Umständen wäre eine Implementierung
           von Intervision innerhalb der Organisation im
           Sinne einer Entscheidungsprämisse
           zweckmäßig? 73
3.2   Kritik, Beurteilung, Reflexion der eigenen Ergebnisse 76
3.3   Zukünftige und neue Forschungsfragen 78
3.4   Schlussfolgerungen und Empfehlungen 79

Literaturverzeichnis **81**

Abbildungs- und Tabellenverzeichnis

Abbildung 1: dbl-siegel 2012-2015. Quelle: deutscher Bundesverband für Logopädie Köln Frechen 20

Abbildung 2: Die fünf Kompetenzbereiche der Ausbildungssupervision an der Berufsfach-schule für Logopädie Würzburg. Quelle: QM Dokumentation DIN ISO EN 9001- 2008 der Berufsfachschule für Logopädie Würzburg 22

Abbildung 3: „Autopower" aus weitere ausgewählte Methode für die kollegiale systemische Fallberatung, Johannes Groß (2015) 46

Abbildung 4: Untersuchungspläne und Verfahren qualitativer Forschung (S. 134) aus: Philipp Mayring, Einführung in die qualitative Sozialforschung (6. Aufl.) © 2002, 2016 Beltz Verlag in der Verlagsgruppe Beltz · Weinheim Basel 53

Abbildung 5: Ablaufmodell strukturierender Inhaltsanalyse (allgemein) (S. 98) aus: Philipp Mayring, Qualitative Inhaltsanalyse (12. Aufl.) © 2010, 2015 Beltz Verlag in der Verlagsgruppe Beltz · Weinheim Basel 58

Abbildung 6: Die begrifflichen Zusammenhänge zwischen Beobachtungen 1., 2. und 3. Ordnung, Krizanits 2015 60

Tabelle 1 Auszug aus der Stundentafel Anlage 3 der BFSO HeilB (eigene Darstellung) 16

Tabelle 2: Ablauf der kollegialen Fallberatung nach Kopp / Vonesch 2002 (vgl. Franz/Kopp 2010, S. 57) (eigene Darstellung) 36

Tabelle 3: Grundmodell in sechs Hauptschritten nach Lippmann (2013) (eigene Darstellung) 37

Tabelle 4 Systemische Prämissen und Haltungen nach von Schlippe / Schweitzer (2012) (eigene Darstellung) 40

Tabelle 5:   Eigene Darstellung in Anlehnung an Krizanits
                   (2015).. 62
Tabelle 6:   Kernaussagen Versuch 1 (eigene Darstellung)............. 64
Tabelle 7:   Kernaussagen Versuch 3 (eigene Darstellung)............. 66
Tabelle 8:   Kernaussagen Versuch 2 (eigene Darstellung)............. 69
Tabelle 10:   Meinungen zu Autopower I (eigene Darstellung)......... 74
Tabelle 11:   Meinungen zu Autopower II (*eigene Darstellung*)........ 75

Abkürzungsverzeichnis

Abb.	Abbildung
ABSV	Ausbildungssupervison / Ausbildungssupervisor
Anm.	Anmerkung
ALP	Akademie für Lehrerfortbildung und Personalführung
ASI	Adler-Schoenaker-Institut
BFS	Berufsfachschule
BFSO HeilB	Berufsfachschulordnung nichtärztliche Heilberufe
BGBl	Bundesgesetzblatt
BMG	Bundesministerium für Gesundheit
bzw.	beziehungsweise
dbl	Deutscher Bundesverband für Logopädie
d.h.	das heißt
ebd.	ebenda
entspr.	entsprechend
DIN EN ISO	Deutsches Institut für Normierung, Europäische Norm, Internationale Organisation für Normierung
etc.	et cetera
e.V.	eingetragener Verein
ggf.	gegebenenfalls
Hrsg.	Herausgeber
LogopG	Gesetz über den Beruf des Logopäden
lt.	laut
s.o.	siehe oben
u.a.	unter anderem
usw.	und so weiter
u.v.m.	und vieles mehr
Tab.	Tabelle
Th.	Therapeut
v. Chr.	vor Christus
vgl.	vergleiche
z.B.	zum Beispiel

1 Einleitung

1.1 Vorstellung des Themas / Problemstellung und Ausgangslage

Die Autorin der vorliegenden Masterarbeit ist zum Zeitpunkt der Veröffentlichung seit neun Jahren als Lehrlogopädin an einer Berufsfachschule für Logopädie angestellt und mit dem entsprechenden Tätigkeitsspektrum – Klassenunterricht, Ausbildungssupervision, Organisation etc. – betraut. Die Aufgaben eines Lehrlogopäden[1] sind sehr komplex und stellen hohe Anforderungen an die sozial-kommunikativen und personalen Kompetenzen des jeweiligen Mitarbeiters (vgl. dazu auch Kapitel 2.2. und 2.3). Vor allem in den Bereichen Klassenunterricht und Ausbildungssupervision besteht ein sehr hoher Bedarf an kollegialem Austausch. Dies zeigen die Erfahrungen der Autorin während ihrer Tätigkeit an der Berufsfachschule für Logopädie in Würzburg. Die Unwägbarkeiten und oftmals sehr speziellen zwischenmenschlichen Vorkommnisse (konkretere Beispiele dazu finden sich in Kapitel 2.3.4.2.2) im Tagesgeschehen lösen häufig spontane Gespräche zwischen Kollegen aus, die zwar situativ zu einer deutlichen Entlastung führen, dennoch aber aus Sicht der Autorin keine Nachhaltigkeit in der Erweiterung der Kompetenz bewirken, ggf. autonom mit entsprechenden Problemlagen umzugehen.

Die Teilnahme an einer Präsenzveranstaltung im 4. Semester des Studiengangs Systemische Beratung an der TU Kaiserslautern unter der Leitung von Johannes Groß wirkte auf die Autorin insofern als Inspiration für diese Masterarbeit, als hier ein spezielles Format für die kollegiale Fallberatung vorgestellt wurde, das die Autorin später innerhalb der kollegialen Fallberatung erfolgreich – d.h. für sie gewinnbringend – angewendet hat. Das Format „Autopower" von Johannes Groß (Näheres dazu vgl. Kapitel 2.4.3), um das es sich handelte, ist gewissermaßen eine – wie im Titel der Arbeit erwähnt – *minimalistische systemische Methode* für die kollegiale Beratung und lässt sich daher mit wenig Zeitaufwand kostengünstig durchführen. Daher erscheint der Autorin die Methode „Autopower" als

---

1 Genderhinweis: Aus Gründen der Vereinfachung wird jeweils die männliche oder die weibliche Form gewählt und schließt die jeweils andere Form mit ein, sofern es sich nicht jeweils um eine konkrete männliche oder weibliche Person handelt.

© Springer Fachmedien Wiesbaden GmbH, ein Teil von Springer Nature 2019
A. Herbach, *Systemische Intervision für den Alltagsgebrauch*, Best of Therapie,
https://doi.org/10.1007/978-3-658-24307-4_1

geeignetes Instrument, um Intervision strukturierter und zielführender bzw. nachhaltiger zu gestalten, als Tür-und-Angel-Gespräche dies leisten können. Die grundlegende Frage, die hiermit verbunden ist, lautet: Lässt sich der Erfolg der Methode Autopower tatsächlich abbilden?

1.2 Inhalt und Aufbau der Masterarbeit

Im Hauptteil der Masterarbeit werden alle im Titel enthaltenen Aspekte eingehend beleuchtet. Zunächst werden in Kapitel 2.1 für den Zusammenhang wesentliche Aspekte von Systemtheorie und Konstruktivismus aufgegriffen, erläutert und definiert. Dadurch soll das grundlegende Paradigma der Arbeit, auf dem die übrigen Inhalte aufbauen, eingeführt werden. In den Kapiteln 2.2 und 2.3 wird detailliert auf den Kontext eingegangen, indem der Versuch durchgeführt wird, erst eher allgemein (Kapitel 2.2) und anschließend auf die konkrete Schule bezogen (Kapitel 2.3). Anschließend kommt das Thema Intervision bzw. kollegiale Beratung zum Tragen (vgl. Kapitel 2.4). Der Forschungsstand bzw. State of the Art wird hier skizziert und als Teil des Bezugsrahmens für den im Titel angekündigten Versuch und dessen Auswertung verwendet. Ein empirischer Teil, in dem der Versuch und dessen Auswertung samt methodischer Verortung zentraler Bestandteil sind, bildet den Abschluss des Hauptteils. Dieser wird im Fazit nochmals reflektiert.

1.3 Darstellung der Forschungslücke

Systemische Forschung als solche steckt in vielerlei Hinsicht noch in den Kinderschuhen und *die* systemische Forschungsmethode schlechthin gibt es nicht. Aktuell werden verschiedene Methoden und Ansätze herangezogen, um der Wirkung systemischer Therapie und Beratung auf die Spur zu kommen (vgl. Ochs / Schweitzer 2012). Insofern besteht hier das Erkenntnisinteresse darin, der Wirkung der im Titel genannten minimalistisch gestalteten systemischen Intervision im angegebenen Kontext („an einer Berufsfachschule für Logopädie") nachzugehen, indem spezifisch systemische Parameter untersucht werden, zumal es auf diesem eng umschriebenen Gebiet noch keine Untersuchungen gibt. Eigentlich handelt es sich hier um zwei verschiedene Forschungslücken, da vor Beginn des Versuchs unklar war, welche wissenschaftliche Methode sich für die

Auswertung eignen könnte bzw. ob die letztlich im Verlauf der Arbeit ausgewählte Methode sich im Anschluss als zielführend erweist.

1.4 Zielsetzung und Kernfragen

Die Zielsetzung der Arbeit ist es also herauszufinden, ob Intervision mit dem minimalistischen Format „Autopower" im Kontext der Untersuchung wirksam ist. Weitere damit verbundene Kernfragen sind: Wie wirkt Intervision mit „Autopower"? Welches sind die grundlegenden Aspekte der Intervention im Hinblick auf potenzielle Wirkfaktoren? Auf welchen Ebenen bringt sie im gegebenen Kontext einen Nutzen (vgl. Tietze 2010, Lippmann 2013)?

Und bezogen auf die gewählte(n) Methode(n) der qualitativen Sozialforschung (vgl. Mayring 2002): Ist die inhaltlich strukturierende qualitative Inhaltsanalyse ein geeignetes Instrument, um diesen Fragen nachzugehen?

Im Schlussteil der Arbeit soll außerdem noch folgender Frage nachgegangen werden: Wie wird „Autopower" von den am Versuch teilnehmenden Kollegen angenommen und unter welchen Umständen wäre eine Implementierung von Intervision innerhalb der Organisation im Sinne einer Entscheidungsprämisse zweckmäßig?

1.5 Methodisches Vorgehen und Arbeitsschritte

Nach dem Erstellen des Exposés erfolgte zunächst eine umfangreiche Literaturrecherche zu den einzelnen Kapiteln, gefolgt vom Exzerpieren geeigneten Materials und weiterer Recherche, sofern dies notwendig erschien. Anschließend folgte die Konzeption der Kapitel im Literaturteil und die Beschreibung des Kontexts sowie des institutionellen Auftrags der Mitarbeiter in der betreffenden Organisation bzw. im Untersuchungsfeld.

Für den empirischen Teil war eine eingehende Beschäftigung mit methodischen Aspekten zu systemischer Forschung und qualitativer Sozialforschung notwendig, insbesondere zur Begründung und Adaption des gewählten Auswertungsverfahrens in den Gesamtzusammenhang. Die kriteriengeleitete Auswertung der Transkripte, die im Anschluss an den Versuch erstellt wurden, ist im Rahmen qualitativer Sozialforschung inhaltsanalytisch ausgerichtet und orientiert sich im Vorgehen an den entsprechenden Ablaufschemata nach Mayring (2010)[2].

Entsprechend dem allgemeinen inhaltsanalytischen Modell (vgl. Mayring 2010: 60) werden an dieser Stelle einige für den empirischen Teil grundlegenden Arbeitsschritte dargelegt.

1.5.1   Bestimmung des Ausgangsmaterials für die Analyse

1. Festlegung des Materials

Bei den in die Auswertung einbezogenen Transkripten handelt es sich um Material aus drei Beratungssequenzen, die unter Verwendung des Intervisionsformats „Autopower" durchgeführt wurden.

Die drei Teilnehmerinnen am Experiment (im Folgenden A, B und C genannt), deren Äußerungen in den Transkripten enthalten sind, verfügen über langjährige Erfahrung als Logopädinnen und Lehrlogopädinnen. Alle haben eine Zusatzausbildung im Bereich Beratung absolviert.

2. Analyse der Entstehungssituation und Versuchsablauf

Die einzelnen Sequenzen liefen in der angegebenen Reihenfolge in folgender Weise ab:

(α) / **Versuch 1:** In der ersten Beratung unter Verwendung von „Autopower" wurde zunächst ein Selbstversuch zu einem Fall der Autorin / Versuchsleiterin (C) mit Kollegin A (Beraterin / alter Ego von C) durchgeführt. C erklärte zunächst die Methode „Autopower" und schilderte A anschließend ihren Fall. Danach wurde ein Rollenwechsel eingeleitet und die Beratung durchgeführt, während ein Tonaufnahmegerät mitlief. Nach dem Entrollen am Ende der Beratung wurde ein Metalog über Inhalte, Resonanzen und Einschätzung der Methode durchgeführt. Der Metalog wurde ebenfalls via Audioaufnahme festgehalten.

(β) / **Versuch 2:** Die zweite Beratung beinhaltete ein kollegiales Beratungsgespräch mit „Autopower" zwischen Kollegin A als Fallgeberin und

---

2   Vgl. dazu: Kapitel 2.5.9ff.

Kollegin B als Beraterin, wobei C dem Gespräch beiwohnte, das Gespräch aufzeichnete und im Anschluss an die Beratung einen Metalog anleitete. Die Durchführung verlief ansonsten wie bei Versuch 1 (α).

(χ) / **Versuch 3:** Das dritte und letzte Beratungsgespräch beinhaltete das Prozessieren des Falls der Versuchsleiterin (C) von der ersten Beratung (Selbstversuch) in einer weiteren Beratungssequenz mit einer Woche Abstand mit Kollegin B als Beraterin. Der Ablauf war im Detail wie bei Versuch 1 (α), wobei die Falldarstellung entsprechend den bereits erfolgten Veränderungen im Zeitverlauf deutlich modifiziert erfolgte.

Die Teilnahme an den Versuchen war freiwillig. Die Versuchsleiterin konnte das Interesse der Kolleginnen wecken, da im Rahmen des jeweiligen Versuchs die Möglichkeit gegeben war, einen eigenen Fall zielführend zu bearbeiten sowie Erfahrungen mit der bis dato für die Teilnehmerinnen noch unbekannten Methode „Autopower" zu sammeln. Die Versuche wurden im Rahmen der Masterarbeit an der Berufsfachschule für Logopädie Würzburg in den dortigen Büroräumen durchgeführt.

3. Formale Charakteristika des Materials

Die Beratungsgespräche wurden mit Tonband aufgenommen und anschließend wörtlich am PC transkribiert (vgl. Transkripte im Anhang und Kapitel 2.5.8).

1.5.2   Fragestellung der Analyse

1. Richtung der Analyse[3]

Das Experiment, welches den zu analysierenden Transkripten zugrunde liegt, ist systemisch ausgerichtet. Im Rahmen der Beratungsgespräche werden verschiedene Arten von Thesen bzw. Hypothesen generiert (Beobachtungen / Beschreibungen zweiter Ordnung[4]), die ggf. zu einer Lösung für den jeweiligen Fall führen können. Es sollen dementsprechend Aussagen über einen emotionalen, kognitiven und verhaltensbezogenen Möglichkeitsraum des Beratungssystems (Berater und Fallgeber / Beratungsnehmer) bzw. der Kommunikatoren herausgefiltert werden.

3   Vorgehen in Anlehnung an das inhaltsanalytische Kommunikationsmodell von Mayring (2010)
4   Vgl. dazu Kapitel 2.1.6 und 2.5.9ff

2. Theoriegeleitete Differenzierung der Fragestellung

In der systemischen Therapie und Beratung hat das Anfertigen von Beobachtungen zweiter Ordnung den Status einer Methode oder eines
Tools (vgl. Krizanits 2015: 18).

„Während im klassischen überprüfenden Forschungsparadigma die Güte
einer Hypothese daran gemessen wird, ob sie *einen richtigen* Ursache-
Wirkungs-Zusammenhang aufstellt, geht es in der systemischen Organisationsberatung um *vielfältige* Beschreibungen 2. Ordnung, die im System *nützliche Wirkungen* entfalten sollen. Güte misst sich an 'Viabilität',
an 'lebbaren' Thesen, die für die Erfahrungsverarbeitung in der Alltags-
praxis des Systems taugen und seine Möglichkeitsräume erweitern" (Krizanits 2015: 58).

Fragestellung: Welche aus Sicht des Beratungsnehmers subjektiv relevanten Beobachtungen zweiter Ordnung haben eine maßgebliche Auswirkung auf die weitere Entwicklung im jeweiligen Fall bzw. führen zu
einem Musterbruch oder zu einer Lösung in den ggf. festgefahrenen Situationen?

Dementsprechend gilt es im Rahmen der Arbeit, der weiter oben beschriebenen Zielsetzung und den Kernfragen sowie der eben angeführ-
ten *theoriegeleitet differenzierten* Fragestellung nachzugehen. Die weiter-
führenden Überlegungen und methodischen Schritte finden sich in den
Kapiteln 2.5.9ff. Im nun anschließenden Hauptteil wendet sich die Autorin
zunächst den Grundbegriffen von Systemtheorie und Konstruktivismus
zu.

2 Hauptteil

2.1 Systemtheorie und Konstruktivismus

Fritz Simon (2013) definiert systemisches Denken wie folgt: „Systemisches Denken verwendet Erklärungen, die sich aus der Systemtheorie ableiten lassen, und das heißt konkret: An die Stelle geradlinig-kausaler treten zirkuläre Erklärungen, und statt isolierter Objekte werden die Relationen zwischen ihnen betrachtet" (Simon 2013: 12f.).

2.1.1 Systeme aus systemtheoretischer Sicht: Zusammensetzung, Funktion, Nutzen

Zu Beginn sieht sich ein Beobachter in seiner Umwelt mit einer schier unendlichen Menge von Elementen konfrontiert, wie zum Beispiel Objekten, Gedanken oder Kommunikation, aus denen er solche selegiert, die für ihn eine Bedeutung gewinnen. Dabei trifft er eine Unterscheidung aus dieser Menge an Elementen – gemäß der Aufforderung Spencer Browns: „Draw a distinction" (Spencer Brown 2011: 3). Selektion ist also die erste Voraussetzung, um ein System zu konstituieren. Damit ein System zum System wird, ist es ebenfalls notwendig, dass die ausgewählten Elemente miteinander in einer Relation (Beziehung) stehen, um schließlich operieren zu können. Selektion, Relation und Operation sind also Bedingung dafür, dass Elemente aus systemtheoretischer Sicht als System betrachtet werden können. Der Sinn der Systembildung besteht vordergründig in der Reduktion von Komplexität (vgl. Luhmann 2011: 74f., 138f., 162).

Die Unterscheidung ist demnach der Ausgangspunkt einer Realitätskonstruktion. „(...) Zuerst muss man etwas unterscheiden, um überhaupt etwas zu sehen (...)" (Maturana / Pörksen 2014: 30).

Maturana und Varela (1980) wählen für die Definition des Begriffes „System" in ihrem Glossar folgende sehr knappe Beschreibung: „SYSTEM: any definable set of components" (Maturana / Varela 1980: 138).

© Springer Fachmedien Wiesbaden GmbH, ein Teil von Springer Nature 2019
A. Herbach, *Systemische Intervision für den Alltagsgebrauch*, Best of Therapie,
https://doi.org/10.1007/978-3-658-24307-4_2

2.1.2   Triviale und nicht triviale Maschinen

Triviale Maschinen sind nach von Foerster (vgl. 1985: 12) deterministische Systeme, bei denen ein bestimmter Input nach dem Ursache-Wirkungs-Prinzip zu einem bestimmten bzw. in der Regel erwartbaren Output führt. Solche trivialen Maschinen findet man unter anderem in jedem Haushalt in Form von Waschmaschinen, Wasserkochern, Mixern etc. Da die selegierten Elemente dieser trivialen Maschinen miteinander jeweils in Relation stehen und gemeinsam operieren – z.b. Wäsche waschen –, können sie aus systemtheoretischer Sicht als Systeme betrachtet werden.

Nicht triviale Maschinen sind jeweils vom zuvor erzeugten Output abhängig bzw. vergangenheitsabhängig und insofern in ihrer „Input-Output-Beziehung nicht invariant", (von Foerster 1985: 12). Sie sind also wie die trivialen Maschinen bzw. Systeme deterministisch, allerdings aufgrund unterschiedlichster innerer Zustände infolge vorangegangener Operationen in ihren Reaktionen nicht voraussagbar.

Menschen sind in jederlei Hinsicht nicht triviale Systeme, die sich im Verlauf ihres Lebens sowohl auf körperlicher als auch auf psychischer Ebene verändern. Grundlegende strukturelle Merkmale bleiben zwar erhalten; beispielsweise durch Lernprozesse kommen allerdings vielfältige neue neuronale Verknüpfungen zustande, die das psychische Innenleben des Menschen so verändern, dass der gleiche Input jeweils zu einem sehr unterschiedlichen Ergebnis führen kann (vgl. Simon 2013: 39f.). Ebenfalls nicht trivial und damit analytisch unbestimmbar, vergangenheitsabhängig und unvoraussagbar ist „die Gesellschaft mit ihren Subsystemen" (ebd.: 40). Interaktionssysteme, Familien und Organisationen sind nicht geradlinig entsprechend dem Ursache-Wirkungs-Prinzip steuerbar (vgl. ebd.: 40).

Humberto Maturana und Francisco Varela (1972) bezeichnen lebende Systeme und damit die nicht triviale Art von Systemen als autopoietische Systeme. Der Begriff Autopoiesis ist auf die altgriechischen Begriffe αὐτός („selbst") und ποιεῖν („schaffen, bauen") zurückzuführen und impliziert, dass lebende Systeme die Teile, aus denen sie bestehen, selbst erschaffen.

„An autopoietic machine is a machine organized (defined as a unity) as a network of processes of production (transformation and destruction) of components that produces the components which: (i) through their interactions and transformations continously regenerize and realize the network of processes (relations) that produced them; and (ii) constitute it (the machine) as a concrete unity in the space in which they (the components) exist by specifying the topological domain of its realization as such a network" (Maturana / Varela 1980: 79).

Maturana und Varela beschreiben autopoietische Systeme als autonom, d.h. sie ordnen alle Veränderungen dem Erhalt ihrer eigenen Organisation nach. Autopoietische Systeme verfügen über Individualität. Sie erhalten aktiv eine Identität aufrecht, die unabhängig von der Interaktion mit einem Beobachter ist, indem sie ihre Organisation unveränderlich im Rahmen ihrer andauernden Produktion beibehalten (vgl. ebd.: 80f.).

2.1.3 Operationale Geschlossenheit und Selbstreferenzialität

Autopoietische Systeme sind operational geschlossen. Das heißt, sie sind von ihrer Umwelt vollkommen abgegrenzt und beziehen sich in ihren Aktivitäten allein auf sich selbst bzw. auf ihre eigenen Aktivitäten. Sie agieren infolgedessen selbstreferenziell (vgl. Simon 2013: 47). Sie operieren – um es mit der Terminologie Spencer Browns auszudrücken – immer auf der Innenseite der Form. Das Operieren geschieht also im System selbst und nicht in der Umwelt. Dementsprechend ist es für das System auch nicht möglich, sich über die eigenen Operationen mit der Umwelt in Verbindung zu setzten, denn dann müsste die Systemgrenze gekreuzt werden und es würde sich um etwas anderes handeln als Systemoperationen (vgl. Luhmann 2011: 89f.). Dies gilt für biologische, psychische und soziale Systeme gleichermaßen. Bei einem geschlossenen System existieren Innen und Außen bzw. In- und Output nur für den Beobachter (zweite Ordnung), nicht aber für das System selbst (vgl. Simon 2013: 47f.). Ein Gehirn respektive der Benutzer eines Gehirns reagiert nur auf Aktivitäten innerhalb seiner selbst und ist somit ein Beobachter erster Ordnung, der seinen In- und Output nicht wahrnehmen kann, da er keinen direkten Zugang zu seiner Umgebung hat (vgl. ebd.: 47f.).

Aus Luhmanns Sicht ist die Anforderung an eine Operation die, dass diese systembildend wirkt. Im Falle biologischer Systeme z.B. sind dies biochemische Prozesse, die dafür sorgen, dass Leben weiterlebt und Leben an Leben anschließt. „Das heißt im Übrigen (…), dass mit dem Begriff Autopoiesis so gut wie nichts erklärt wird, außer eben dieses Starten mit Selbstreferenz: eine Operation mit Anschlussfähigkeit" (Luhmann 2011: 75).

2.1.4 Strukturdeterminiertheit – strukturelle Kopplung

Unter Struktur verstehen Maturana und Varela (1980) die bestehenden Relationen, welche diejenigen Komponenten umfassen, die eine bestimmte Maschine in einen gegebenen Raum integrieren (Maturana / Varela 1980: 138). Verhält sich ein (autopoietisches) System also strukturdeterminiert, so bedeutet das, dass es sich dabei ausschließlich an seinen aktuellen inneren Strukturen und Prozessen orientiert (vgl. Simon 2013: 53). Im Zusammenhang mit menschlichen Wahrnehmungsprozessen – z.B. der Wahrnehmung einer bestimmten Farbe – heißt das: „(...) Welche neuronalen Aktivitäten durch welche Perturbationen ausgelöst werden, ist allein durch die individuelle Struktur jeder Person und nicht durch die Eigenschaften des perturbierenden Agens bestimmt (...)" (Maturana / Varela 2012: 27). Unsere Erfahrung ist damit unmittelbar und untrennbar mit unserer Struktur verbunden. Wir sehen nicht die Farben, die in der Welt vorzufinden sind, „(...) sondern wir erleben unseren eigenen chromatischen Raum (...)" (Maturana / Varela 2012: 28). In der Regel bzw. in der Position des Beobachters erster Ordnung wissen wir nicht, wie wir erkennen, wir sind gewissermaßen blind für uns selbst. Reflexion (Position des Beobachters zweiter Ordnung) dagegen ist eine Handlung, bei der wir auf uns selbst zurückgreifen und erkennen können, wie wir erkennen, indem wir unsere blinden Flecken aufdecken. Demnach ist „(...) alles Erkennen ein Tun des Erkennenden (...)" (Maturana / Varela 2012: 40) und jedes Erkennen von der Struktur des Erkennenden abhängig.

Autopoietische Systeme stehen – notwendigerweise – mit ihrer Umwelt in Beziehung, z.B. zum Zweck der Aufnahme von Energie. Diese Beziehung allerdings ist keine deterministische, sondern vielmehr als irritierend oder perturbierend zu betrachten. Ein Ereignis in der Umwelt eines Systems führt also nicht unbedingt zu einer bestimmten Wirkung. Es handelt sich eher um ein wechselseitiges Irritieren und Perturbieren, welches letztlich zu nicht genau vorhersehbaren Veränderungen auf beiden Seiten führen kann (vgl. Simon 2013: 78f.). „(...) Das Ergebnis wird – solange Einheit und Milieu sich nicht aufgelöst haben – eine Geschichte wechselseitiger Strukturveränderungen sein, also das, was wir strukturelle

Koppelung nennen (...)" (Maturana / Varela 2012: 85). Dieses Ergebnis kann man auch als Koevolution bezeichnen.

2.1.5   Konstruktion von Wirklichkeiten

„(...) wenn wir unsere Umwelt wahrnehmen, sind wir selbst es, die diese Umwelt erfinden (...)" (von Foerster 1985: 25). Diese These klingt gewissermaßen unerhört und möglicherweise auch verstörend. In seinen Schriften stellt Heinz von Foerster dar, wie die Annahme eines radikalen Konstruktivismus[5] hergeleitet werden kann. Er führt in diesem Zusammenhang vier Experimente an: den „blinden Fleck", „Skotom", „Alternanten" und „Verstehen" (vgl. ebd.: 26). In diesen Experimenten geht es jeweils darum, etwas zu sehen oder zu hören, was nicht da ist, oder aber – wie im Beispiel vom blinden Fleck – etwas nicht zu sehen (oder hören), was da ist (vgl. ebd.: 29).

Die Rezeptoren für Reize unterschiedlicher Sinnesmodalitäten encodieren die Quantität, nicht aber die Qualität von Reizen (vgl. ebd.: 29). Vor diesem Hintergrund erklärt bzw. umschreibt von Foerster kognitive Prozesse als „(...) Errechnung einer Realität (...)" (ebd.: 30), die – je nachdem, auf welcher Basis sie berechnet wurde – immer auch anders sein könnte. Genau genommen handelt es sich bei Kognition um die Errechnung von Beschreibungen einer Realität: „(...) KOGNITION → Errechnung von Beschreibungen einer Realität (...)" (von Foerster 1985: 30).

Von Foerster modifiziert seine Umschreibung erneut vor dem Hintergrund der Tatsache, dass Neurophysiologen meinen, „(..) daß eine auf einer bestimmten Ebene neuronaler Aktivität errechnete Beschreibung, etwa ein auf die Retina projiziertes Bild, auf einer höheren Ebene erneut bearbeitet wird, danach wieder usw. (...)" (ebd.: 31). Die Formel lautet anschließend:„(...) KOGNITION → Errechnung von Beschreibungen (...)" (ebd.: 31) in infiniter Rekursion. Und letztlich sind kognitive Prozesse laut von Foerster als nie enden wollende rekursive Prozesse des (Er-)Rechnens aufzufassen. Damit ist es aus der Sicht des Konstruktivismus nur sinnvoll, „(...) Realitäten jeweils auf den Beobachter zu beziehen, der diese erkennt (...)" (von Schlippe / Schweitzer 2012: 121).

---

5   Zentrale Denker des Konstruktivismus: Heinz von Foerster (1911-2002) und Ernst von Glasersfeld (1917-2010)

2.1.6 Der Beobachter

„Anything is said is said by an observer." (Maturana / Varela 1980: 8; Maturana / Pörksen 2014: 24ff.).

In seinem Diskurs spricht der Beobachter zu einem anderen Beobachter, der er selbst sein könnte; was für den einen gilt, gilt auch für den anderen. Der Beobachter ist ein Mensch, d.h. ein lebendes System und was auch immer für lebende Systeme gilt, gilt auch für ihn (vgl. ebd.: 8).

Trifft ein Beobachter eine Unterscheidung, sieht und bezeichnet er in diesem Moment nur die eine Seite der Unterscheidung. Die Beobachtung beider Seiten der Unterscheidung (Unterscheidung und Unterschiedenes bzw. Bezeichnetes und nicht Bezeichnetes) wird erst durch einen weiteren Beobachter möglich, der den Beobachter beim Beobachten beobachtet. Dies kann auch zeitlich versetzt geschehen, sofern der Beobachter sich selbst beim Beobachten beobachtet und für sich klärt, was auf der anderen Seite der Unterscheidung steht. Die so entstehende Beobachtungsbeobachtung bezeichnet Luhmann als Beobachtung zweiter Ordnung (vgl. Luhmann 2011: 150f.). Auf die eine oder andere Weise – durch fremd- oder zeitlich versetzte Selbstbeobachtung – können blinde Flecken erkannt werden, denn im Moment des Beobachtens sieht der Beobachter nicht, dass er nicht sieht, was er nicht sieht (vgl. Luhmann 2011: 154, Schuldt 2005: 49ff.).

Für das Zitat am Beginn dieses Abschnittes heißt das: Was ein Beobachter sagt, steht immer auch in Zusammenhang mit den jeweils getroffenen Unterscheidungen des Beobachters und den zwangsläufig dazugehörigen blinden Flecken. Der jeweilige Gesprächspartner, der auch ein Beobachter ist, hat wiederum seine eigene Art zu unterscheiden und sieht auch nicht, dass er nicht sieht, was er nicht sieht. Daraus resultiert, dass keiner der Beobachter mit einem Wahrheitsanspruch ausgerüstet ist. Beobachtungen können – wie wir hieran erkennen können – immer auch anders ausfallen.

In einem Gespräch mit Bernhad Pörksen schildert Humberto Maturana:

„(...) Der Beobachter ist das Forschungsthema, das ich habe, er ist das Forschungsziel und gleichzeitig das Instrument der Erforschung; in der Tat handelt es sich hier um eine zirkuläre Situation, die die klassisch gewordene Unterscheidung zwischen dem Beobachter und dem Beobachteten aufhebt. (...)". (Maturana / Pörksen 2014: 26)

Sein Interesse gilt weniger der Frage, ob es eine vom Beobachter unabhängige, transzendentale Welt gibt. Er benutzt vielmehr den Beobachter als Ausgangspunkt seines eigenen Denkens. Immer muss es jemanden geben, der etwas sieht, was unabhängig vom Beobachter existiert. Dies ist also demnach vielmehr eine Frage des Glaubens und nicht des gesicherten Wissens (vgl. Maturana / Pörksen 2014: 26).

2.1.7 Kommunikation aus systemtheoretischer Sicht: Wann ist Kommunikation gelungen?

Spannt man den Bogen noch weiter und macht Kommunikation zum Gegenstand von Beobachtung, dann stellt man vor dem beschriebenen theoretischen Hintergrund fest, dass Wirklichkeit das Ergebnis von Kommunikation ist. Eindrucksvoll belegt dies Paul Watzlawick in seinem Schlüsselwerk des Konstruktivismus mit dem Titel „Wie wirklich ist die Wirklichkeit?" (vgl. Simon 2015: 219).

„(...) Es soll ferner gezeigt werden, dass der Glaube, es gäbe nur eine Wirklichkeit, die gefährlichste all dieser Selbsttäuschungen ist; dass es vielmehr zahllose Wirklichkeitsauffassungen gibt, die sehr widersprüchlich sein können, die alle Ergebnis von Kommunikation und nicht der Widerschein ewiger, objektiver Wahrheiten sind (...)" (Watzlawick 2013: 7).

Paradoxien helfen, die Beschränkung der zweiwertigen Logik (falsch – richtig) zu veranschaulichen (vgl. Simon 2015: 221). Auf Paradoxien basierende Konfusionstechniken werden in der Psychotherapie dazu verwendet, „(...) erstarrte Weltbilder zu verflüssigen (...)" (Simon 2015: 221).

Damit Kommunikation gelingt, müssen die Teilnehmer damit umzugehen vermögen, dass sie sich nicht sicher sein können, wie das Verhalten des Gegenübers jeweils zu erklären ist. Bei der Bezugnahme auf die Wirklichkeit des anderen sind sie auf Unterstellungen und Hypothesen angewiesen, da die Wirklichkeit des anderen ihrer direkten Beobachtung niemals zugänglich ist (vgl. ebd.: 222).

„(...) Kommunikation gelingt dann, wenn ein gemeinsamer Code ausgehandelt wird, nach dem den Ereignissen Bedeutung gegeben wird ('Wirklichkeit zweiter Ordnung'). Diese Wirklichkeit ist aber nicht objektiv vorgegeben, sondern kann – zumindest im Bereich sozialer Beziehungen – verändert werden (...)" (Simon 2015: 224).

Aus konstruktivistischer Perspektive hat niemand einen Zugang zu einer objektiven und allgemeingültigen Wirklichkeit. Damit kann sich radikal konstruktivistisch betrachtet auch niemand über jemand anderen stellen und ihn mitsamt seinen Bedeutungszuschreibungen und Bewertungen disqualifizieren (vgl. ebd.: 224). Die Wahl des Weltbildes wird zur persönlichen Entscheidung, wenn es keine naturgegebene Hierarchie der Weltbilder im Sinne der Differenz von wahr bzw. falsch gibt (vgl. ebd.: 225).

2.1.8   Viabilität

Anstelle des Wahrheitsbegriffes fordert der radikale Konstruktivist Ernst von Glasersfeld (2015) den Begriff der Viabilität (vgl. von Glasersfeld 2015: 193). Unter Viabilität wird in diesem Zusammenhang die Passung im Sinne des Funktionierens von Verhaltensweisen verstanden. Das heißt, es geht nicht darum, sich an bestimmten einzig möglichen Verhaltensweisen, Interpretationen, Weltbildern etc. zu orientieren, sondern den Wahrheitsbegriff als solchen infrage zu stellen, da es verschiedenste Alternativen gibt, sich zu verhalten oder zu orientieren, ohne dass eine Anpassung an die Welt notwendigerweise gefährdet ist. Viabilität räumt umgekehrt aber auch ein, dass ein Verhalten dennoch unpassend bzw. nicht erfolgreich sein kann, was letztlich eine Anpassung (Akkomodation) des Verhaltens erfordern würde (vgl. Simon 2013: 68ff.).

2.1.9   Systemtheorie und Konstruktivismus: Ein Paradigmenwechsel in der Wissenschaftstheorie

René Descartes ist der Begründer des heute in weiten Teilen vorherrschenden Weltbildes. Das wesentliche Merkmal seiner Philosophie ist eine klare Trennung von geistiger und materieller Welt. Das cartesianische Konstrukt umfasst zwei Bereiche, die er als *Res cogitans* (geistige Dinge) und *Res extensa* (materielle Dinge betreffend) bezeichnet. Was die *Res extensa* – also die materielle Welt – betrifft, geht Descartes von einem gegebenen Ist-Zustand aus (vgl. Simon 2013: 9). Das heißt, die materielle Welt ist aufgrund der göttlichen Schöpfung in ihrem Sein unhinterfragbar. Das Erkenntnisinteresse wendet sich unter dieser Prämisse dem zu, was wirklich ist und wie dieses wirklich Seiende beschaffen ist (Ontologie). Die Frage nach dem Werden (Ontogenese) stellt sich in Anbetracht der Schöpfung nicht. Die sinnliche Wahrnehmung, die dem geistigen Prinzip zuzuordnen ist, gilt es aus der Sicht von Descartes anzuzweifeln. Die Welt ist aus seiner Sicht kurz gesagt wie eine Maschine konstruiert, die sich in ihren Funktionsmechanismen statisch und unveränderlich zeigt. Mechanische Gesetze bestimmen das Zusammenwirken nach dem Ursache-Wirkungs-Prinzip in geradliniger Relation. Wenn Erkenntnis gelingt, dann ist sie ein genaues Abbild der Wirklichkeit (vgl. Simon 2013: 10). Entsprechend dem Kriterium der Objektivität sollen nach Möglichkeit unterschiedliche Beobachter zu dem gleichen Ergebnis kommen, da das Untersuchungsobjekt nicht von Beobachtungsprozeduren und Eigenschaften von Beobachtern in seinem gegebenen Zustand beeinflussbar ist, so Descartes. Es handelt sich um den Wissenschaftsansatz des Reduktionismus, welcher für das in großen Teilen heute noch vorherrschende Wissenschaftsverständnis grundlegend ist. Der Komplexität lebender Systeme wird er allerdings nicht gerecht.

Beobachter und Beobachtetes werden nach Descartes getrennt betrachtet und Selbsterkenntnis sowie deren Folgen tauchen in diesem Konzept nicht auf. Rationales Argumentieren und Schließen werden akzeptiert und folgen den Regeln der zweiwertigen Logik. „(...) Demnach sind Aussagen immer entweder wahr oder falsch, eine dritte Möglichkeit gibt es nicht (tertium non datur) (...)" (Simon 2013: 11). Paradoxien jedoch führen die zweiwertige Logik an ihre Grenzen. Vermeiden kann man diese durch die strikte Trennung von Subjekt und Objekt. Der Zusammenhang zwischen dem Beobachter und dem Beobachteten kommen in Systemtheorie und Konstruktivismus zum Tragen. Beobachter und Beobachtetes werden hier miteinander in Beziehung gesetzt. Systemtheorie und Konstruktivismus stellen somit einen Paradigmenwechsel in der Wissenschaftstheorie dar (vgl. Simon 2013: 12). Dieser Paradigmenwechsel „(...) ist von denjenigen von uns initiiert worden, die – um alles in der Welt – nicht mehr bereit sind, dem fehlerfreien aber sterilen Pfad zu folgen, das heißt die Eigenschaften zu erforschen, denen man unterstellt, den Objekten innezuwohnen, und sich stattdessen der Erforschung der Eigenschaften zuzuwenden, die nun im Beobachter dieser Objekte vermutet werden (...)" (von Foerster 2002: 71).

2.2 Berufsfachschulen für Logopädie und was man darüber wissen sollte

2.2.1 Die Ausbildung

„Die Berufsfachschule für Logopädie dient der Ausbildung nach § 4 Abs. 1, § 5 des Gesetzes über den Beruf des Logopäden (LogopG) vom 7. Mai 1980 (BGBl I S. 529) in der jeweils geltenden Fassung" (BFSO HeilB1993: § 1). Die Ausbildung zum Logopäden bzw. zur Logopädin dauert in der Regel drei Schuljahre (vgl. ebd.: § 3). Die Inhalte des Unterrichts sind in der Stundentafel entsprechend Anlage 3 der BFSO HeilB 1993 dargestellt (vgl. Schulordnung für die Berufsfachschulen für Ergotherapie, Physiotherapie, Logopädie, Massage und Orthoptik [Berufsfachschulordnung nichtärztliche Heilberufe – BFSO HeilB] vom 18. Januar 1993).

Die Anzahl der im Fach Logopädie zu absolvierenden Stunden ist in der nachstehenden Übersicht abgebildet:

Tabelle 1   Auszug aus der Stundentafel Anlage 3 der BFSO HeilB (eigene Darstellung)

Pflichtfächer	1. Schuljahr	2. Schuljahr	3. Schuljahr	Gesamt
Logopädie	180	220	80	480
Praxis der Logopädie	200	540	780	1520

In den Lehrplänen für die Berufsfachschule für Logopädie des Bayerischen Staatsministeriums für Unterricht und Kultus (2000) sind u.a. die Inhalte in Theorie und Praxis der Logopädie genau aufgeschlüsselt sowie nach Lernzielen, Lerninhalten und Hinweisen zum Unterricht differenziert.

Die Verfasserin dieser Arbeit beispielsweise ist im Bereich Redeflussstörungen tätig und gibt laut Lehrplan insgesamt 80 Stunden Theorieunterricht im Klassenverband in diesem Fach. In diesem Lerngebiet (Redeflussstörungen) erwerben die Schüler / Studenten[6] – wie auch nach Möglichkeit in allen weiteren elementaren logopädischen Störungsbildern (z.b. Kindersprache, Stimme und Zentrale Störungen) – zusätzlich fachpraktische Erfahrungen (Praxis der Logopädie) entsprechend dem Lernziel im Sinne von "(...) Kompetenz in der Anwendung und Vermittlung spezifischer Therapieformen. Diese Erfahrungen nutzen sie für eine zunehmend selbstständige Therapieplanung. Darüber hinaus lernen sie, Beratungsgespräche adressatenbezogen zu planen und durchzuführen (...)" (Lehrpläne für die Berufsfachschule für Logopädie 2000: 189).

Sobald entsprechende Kenntnisse in ausreichendem Maße vorhanden sind, führen die Studenten im Rahmen der fachpraktischen Ausbildung eigene Therapien am Patienten durch. Um die Qualität dieser logopädischen Therapien und die Kompetenzentwicklung der Studenten positiv zu beeinflussen, erstellen diese selbstständig Therapiepläne, auf deren Basis die Therapien anschließend durchgeführt werden. Im Rahmen der Ausbildungssupervision werden die Ergebnisse der Therapien und Therapieplanungen reflektiert und die Studenten entwickeln – entsprechend der Zielsetzung im Lehrplan – einen zunehmend professionellen Umgang mit ihren Patienten sowie die notwendigen personalen Voraussetzungen bzw. Kompetenzen. In der fachpraktischen Ausbildung inbegriffen ist auch die übliche Dokumentation der Therapien u.a. in Form von Verlaufsprotokollen und logopädischen Berichten (vgl. ebd.: 190f.).

Die Praxis der Logopädie ist in enger Verzahnung mit der Theorie der Logopädie zu betrachten und bildet gemeinsam damit den Kern der Ausbildung (vgl. ebd.: 172).

2.2.2   Die „Ausbilder"

Im Zentrum der Vermittlung von Theorie und Fachpraxis steht der sogenannte Lehrlogopäde. Lehrlogopäden geben also Klassenunterricht, supervidieren die von Studenten gehaltenen Therapien und sind mit vielfältigen weiteren organisatorischen und planerischen Aufgaben betraut.

---

6   Im Folgenden wird der Vereinfachung und Einheitlichkeit halber nur der Begriff „Student" verwendet.

In der Interndetdatenbank BERUFENET der Bundesagentur für Arbeit ist der Beruf des Lehrlogopäden in einer Kurzbeschreibung wie folgt dargestellt:

„Die Tätigkeit im Überblick

Lehrlogopäden und -logopädinnen bereiten Unterrichtsveranstaltungen für angehende Logopäden und Logopädinnen vor und führen sie durch.

Lehrlogopäden und -logopädinnen finden Beschäftigung in erster Linie an Berufsfachschulen und Fachakademien

(...)

Zugang

Die Ausübung der Berufstätigkeit ist reglementiert. Um diese Tätigkeit ausüben zu können, ist entweder ein Studium oder eine Aus- bzw. Weiterbildung im Bereich Logopädie erforderlich. Darüber hinaus wird eine entsprechende Berufserlaubnis gefordert."

(BERUFENET 2015)

Der oben aufgeführten Beschreibung gemäß können Therapiekräfte (Logopäden) sich an Berufsfachschulen bewerben und anschließend als Lehrlogopäden arbeiten. Um eine dauerhafte Berufserlaubnis zu bekommen, ist es bis dato lediglich notwendig, eine erfolgreiche Lehrprobe abzulegen. "(...) Für Lehrende an Berufsfachschulen für Logopädie gibt es keine bundeseinheitlichen gesetzlichen Rahmenbedingungen (...)" (dbl 2016). Um dennoch eine Qualitätssicherung für die Logopädieausbildung zu ermöglichen, hat der Deutsche Bundesverband für Logopädie e.v. entsprechende Qualitätsstandards entwickelt, anhand derer sich ein Lehrlogopäde als *Lehrlogopäde/Lehrlogopädin dbl* zertifizieren lassen kann. Dies ist allerdings wie gesagt keine notwendige Voraussetzung, um den Beruf einer Lehrkraft an einer Berufsfachschule für Logopädie auszuüben. Dennoch empfiehlt es sich natürlich im Rahmen eigener Ansprüche bzw. der Qualitätsstandards der jeweiligen Berufsfachschule, die vom dbl vorgeschlagenen Qualifikationen, wie Methodik, Didaktik und Fachdidaktik, Weiterqualifizierung als Therapeutin und Supervisorin etc., zu erwerben. Das vollständige Anforderungsprofil des dbl ist im „Antrag auf die Ausstellung des Zertifikats Lehrlogopädin/Lehrlogopäde nach den Richtlinien des dbl (2015)" unter der Webadresse www.dbl-ev.de dargestellt.

2.3 Die Berufsfachschule für Logopädie Würzburg

Der Versuch zur systemischen Intervision findet, wie im Titel der Masterarbeit und in der Einleitung bereits erwähnt, an „(...) einer Berufsfachschule für Logopädie" statt. Auch eine Berufsfachschule für Logopädie ist
nach Luhmann (2015) als autopoietisches System zu verstehen.

Aus systemtheoretisch-konstruktivistischer Sicht ist ein autopoietisches
System operational geschlossen und arbeitet selbstreferenziell, d.h. auf
die eigenen Operationen bezogen (vgl. Simon 2013: 47). Solche auto-
poietischen bzw. nicht trivialen Systeme sind von einem zuvor erzeugten
Output abhängig und damit vergangenheitsabhängig (von Foerster 1985:
12). Daraus resultierend verfügen autopoietische Systeme nach Maturana und Varela in Abhängigkeit von ihrer Geschichte über Autonomie und
Individualität (vgl. Maturana / Varela 1980: 80f.). Infolgedessen sind sie
nicht geradlinig kausal durch Interventionen zu beeinflussen (siehe dazu
auch Kapitel 2.1.2).

Da es sich im Rahmen der Masterarbeit natürlich um eine konkrete, au-
tonome Schule mit ihrer speziellen Individualität handelt, wird im Folgenden auf die Darstellung der Besonderheiten und der institutionellen Rahmenbedingungen sowie der besonderen Auslegungen bzw. des
Verständnisses der Lehrtätigkeit an der betreffenden Schule – nämlich
der Berufsfachschule für Logopädie Würzburg – eingegangen.

2.3.1   Profil der Würzburger Logopädieschule

Die Berufsfachschule für Logopädie Würzburg befindet sich in Träger-
schaft der Caritas-Schulen gGmbH. Es handelt sich um eine private
Schule mit staatlicher Anerkennung, die von einem klaren Qualitätsge-
danken der Schule und des Schulträgers zeugt.

Innerhalb der Ausbildung an der Berufsfachschule werden „(...) grundlegende theoretische und praktische sprachtherapeutische Kompetenzen
in der Diagnostik, Therapie, Beratung, Prävention und Erforschung von
Sprach-, Sprech-, Stimm-, Hör- und Schluckstörungen im Erwachsenen
und Kindesalter (...)" (Ausbildungsintegrierender dualer Bachelor-
Studiengang Akademische Sprachtherapie / Logopädie, Selbstdokumentation der Fakultät für Humanwissenschaften der Universität Würzburg
2015: 2) vermittelt.

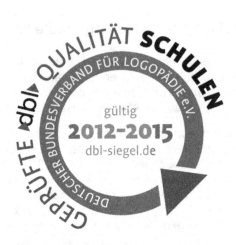

Abbildung 1: dbl-siegel 2012-2015. Quelle: deutscher Bundesverband für
Logopädie Köln Frechen

Seit dem 11.10.2017 ist die Schule nach der Norm DIN EN ISO
9001:2015 zertifiziert, zumal im Rahmen eines Audits festgestellt werden
konnte, dass ein anerkanntes Qualitätsmanagement eingeführt wurde
und angewendet wird. Außerdem trägt die Schule seit Jahren das dbl-
Gütesiegel, welches sie mehrfach in entsprechenden Zertifizierungsver-
fahren erworben hat (zuletzt 2012).

Seit dem Wintersemester 2014 / 2015 ist die Berufsfachschule für Logopädie Würzburg des Weiteren Kooperationspartnerin der Julius-
Maximilians-Universität Würzburg im Rahmen des Modellstudienganges
(vgl. Modellklausel) "Akademische Sprachtherapie/Logopädie". Der BFS
Logopädie Würzburg ist es damit gelungen, als einzige private von insgesamt drei Logopädiefachschulen deutschlandweit einen Modellstudi-
engang der Modellklausel (BMG 2009) folgend in Kooperation mit einer
Universität zu initiieren. Im Zuge der Akademisierungsbestrebungen der
Logopädie stellt die Würzburger Logopädieschule inzwischen nur noch
akademisierte Therapiekräfte als Lehrlogopäden neu ein. Für die vorhan-
denen, erfahrenen Lehrkräfte gilt Bestandsschutz sowie die Empfehlung,
sich im Rahmen von Weiterbildungsstudiengängen "nachzuakademisie-
ren".

2.3.2 *(Wünschenswertes) Qualifikationsprofil der Lehrkräfte:*

- Die Lehrkräfte / Lehrlogopäden der Berufsfachschule für Logopädie Würzburg haben mehrheitlich an der Akademie für Lehrerfortbildung und Personalführung (ALP) Dillingen an der Donau am "Pädagogischen Seminar für Lehrkräfte an Berufs- und Berufsfachschulen des Gesundheitswesens" erfolgreich teilgenommen und entsprechende Fortbildungskurse besucht.

- Die Lehrkräfte sind nach Möglichkeit akademisiert (Dipl.-Lehr- und Forschungslogopäde, MA Systemische Beratung u.ä.).

- Die Lehrkräfte verfügen über fachbereichsspezifische Erfahrungen und bilden sich auf ihren Spezialgebieten konsequent durch den Besuch von Fortbildungen.

- Die Lehrkräfte haben überwiegend gemeinschaftlich an einer 100-stündigen Weiterbildung zum Thema Supervision / Ausbildungssupervision mit transaktionsanalytischem Hintergrund teilgenommen oder werden von Kollegen vertieft in die Thematik eingewiesen.

2.3.3 *Das schuleigene Kompetenzmodell*

Während der Supervisionsfortbildung (vgl. Clausen-Söhngen 2012: 36ff.) hat das Team der Berufsfachschule eine schuleigenes Kompetenzmodell entwickelt, welches dabei helfen soll, die Kompetenzentwicklung der Studenten möglichst transparent zu begleiten und zielführend zu gestalten. Es werden auch hier hohe Qualitätsstandards gepflegt. Das vorliegende Kompetenzmodell findet vor allem in der fachpraktischen Ausbildung im Zuge der sogenannten Ausbildungssupervision Anwendung. Die Fachpraxis ist, wie erwähnt, eng mit der Theorievermittlung verbunden.

Welche Aufgaben umfasst also das Tätigkeitsspektrum an der Berufsfachschule für Logopädie Würzburg und wie gestaltet sich das Selbstverständnis der Lehrenden in den einzelnen Aufgabenbereichen entsprechend der „Wahrgebung" (Arnold-Haecky, B. 2010: 13) der Autorin der vorliegenden Arbeit?

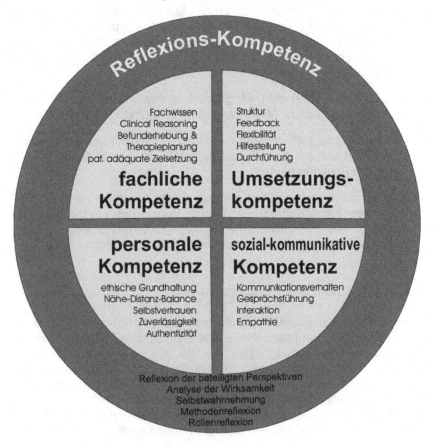

Abbildung 2:   Die fünf Kompetenzbereiche der Ausbildungssupervision an der Berufsfach-schule für Logopädie Würzburg. Quelle: QM Dokumentation DIN ISO EN 9001- 2008 der Berufsfachschule für Logopädie Würzburg

2.3.4 Funktionen eines Lehrlogopäden unter Berücksichtigung der strukturellen Gegebenheiten an der Berufsfachschule für Logopädie Würzburg

Das Tätigkeitsprofil eines Lehrlogopäden ist vielseitig und komplex. Neben Klassenunterricht und Ausbildungssupervision – also Aufgaben im Bereich Pädagogik und Supervision – gehören auch Tätigkeiten im Bereich Schulorganisation und -entwicklung zum Programm, welche u.a. auch mit maßgeblichen organisationalen Changeprozessen in Zusammenhang stehen, vor allem im Hinblick auf den „Shift" von der Ausbildung zum ausbildungsintegrierenden dualen Bachelor-Studiengang. In den folgenden Erläuterungen werden auch systemisch-konstruktivistische Aspekte des jeweiligen Bereichs erwähnt.

2.3.4.1 Pädagogik – der Lehrlogopäde als Pädagoge

Pädagogik befasst sich mit Erziehung, Bildung, Hilfe und Beratung (vgl. Fromm 2015: 30ff.). Der Begriff Erziehung lässt sich nicht ohne weiteres fassen. Ein Definitionsvorschlag von Fromm (2015) lautet: „(...) Erziehung bezeichnet die Einflussnahme auf eine andere Person, mit dem Ziel, sie dabei zu unterstützen, vom Erzieher als positiv angesehene Einstellungen, Werthaltungen und Bereitschaften zu einem zeitlich stabilen Charakter zu integrieren (...)" (Fromm 2015: 34). Diese Definition von Erziehung beinhaltet zwar eine intentionale erzieherische Intervention durch eine fremde Person, dennoch ist hier die angemessene Integration der „Erziehungsmaßnahme" vom zu Erziehenden selbst zu leisten. Der Bildungsbegriff, so wie ihn Fromm versteht, beschreibt die Durchdringung und Integration von Wissen (vgl. Fromm 2015: 35). Die Bildungsfrage beschäftigt sich also mit dem „(....) Was und Wozu pädagogischen Handelns (...)" (Fromm 2015: 35). Hilfe und Beratung beziehen sich nach dem Verständnis des Autors auf die Unterstützung von in ihrer Lebensführung eingeschränkten Personen.

Für die Lehrenden an der Berufsfachschule für Logopädie geht es also unter anderem darum, in allen genannten Bereichen der Pädagogik ein gewisses Maß an Engagement und Wirksamkeit zu entfalten. Aus systemisch-konstruktivistischer Sicht ist pädagogisches Handeln in seinen Möglichkeiten allerdings recht eingeschränkt, zumal die Erfahrung des Lernenden als strukturierendes Element eine eigene Wirkungsdynamik in der Auseinandersetzung mit dem neu zu Erlernenden entfaltet (vgl.

Arnold 2011: 6). Der Lehrende kann demgemäß Prozesse der „(...) spon-
tanen Ordnungsbildung (...)" unterstützen, indem er den „(...) Suchbewegungen der Lernenden Raum gibt (...)" (Arnold 2011: 7). Dem Lehrenden
obliegt lediglich eine Ermöglichung, nicht aber eine Erzeugung von Struk-
turbildungs- und Lernprozessen (vgl. ebd.: 7), was auch in den oben zi-
tierten Definitionen zu Erziehung und Bildung von Martin Fromm (2015)
Erwähnung findet. Eine systemische Haltung von Pädagogen impliziert
unter dieser Voraussetzung eine gewisse Offenheit. Sie sollten „(...) in
der Lage sein, ohne Angst und mit innerer Kraft auf die Lesarten ihrer
Studenten zu lauschen (...)" und immer wieder aufs Neue Versuche un-
ternehmen, „(...) mit diesen in einen konstruktiven Dialog einzutreten (...)"
(ebd.: 14). Als hilfreiches Instrument bieten sich hier systemische Fragen,
die irritieren können und bei erfolgreicher Irritation einen Wandel ermöglichen.

Institutionalisierter Auftrag und Selbstverständnis der Lehrenden

Vereinfacht formuliert, dient das Lehren an einer Logopädieschule – vor
allem in den logopädischen Fächern – der Förderung von Fach- und Um-
setzungskompetenz der Studenten (vgl. Abbildung 2). Die Lernenden
sollen auf diese Weise im Klassenunterricht oder in Kleingruppen die
notwendigen Grundlagen und das Know-how erwerben, welche es ihnen
später ermöglichen, in die fachpraktische Ausbildung einzusteigen und
eigene Patienten im Rahmen von sogenannten evidenzbasierten Praktika
an der Schule zu behandeln. Die Würzburger Schule legt in diesem Zusammenhang besonderen Wert auf die Einhaltung von Qualitätsstandards (s.o.: Studiengang im Rahmen der Modellklausel entspr. BMG
2009 etc.). In Anbetracht der Tatsache, dass Lernprozesse nicht steuerbar sind, stellt vor allem der Qualitätsbegriff, was den "Lern-Output" betrifft, eine gewisse Überforderung der Möglichkeiten von Pädagogik dar.

Durch den Einsatz von systemischen Methoden kann das Möglich-
keitsspektrum, pädagogische Interventionen ggf. zielführend zu gestalten, nach Auffassung der Autorin insbesondere auch im Sinne des
selbsteinschließenden Moments (vgl. Arnold 2011: 39) deutlich erweitert
werden. Den systemischen Konzepten von Leadership, Schulentwick-
lung, Beratung und didaktischem Handeln ist eine größere Offenheit und
Prozessorientierug immanent.

„(...) Zudem erfordern sie von den Prozessverantwortlichen ein sehr viel höheres Maß an fachlicher und persönlicher Kompetenz. Sie geben keine Regeln oder gar Rezepte vor, sondern markieren Aspekte der Reflexion, die dem Akteur in jeder Situation auf's Neue helfen, das eigene Denken, Fühlen und Handeln kritisch zu durchleuchten und mit anderen möglichen Perspektiven zu vergleichen. (...)" (Arnold 2011: 39).

Wie sieht die Realität von Lehrenden und Lernenden an der Logopädieschule aus?

Aufgrund der relativ kurzen Dauer der Ausbildung bzw. des Studiums gilt es, in kürzester Zeit sehr viel „Stoff" zu bearbeiten. Das bringt erfahrungsgemäß auf beiden Seiten einiges an Druck mit sich. Besonders in Anbetracht dessen ist es notwendig, kreativ zu werden und echte Kompetenzentwicklungsprozesse trotz des hohen Erwartungsdrucks zu ermöglichen, indem u.a. ein guter Umgang mit dem Druck oder entlastende Aneignungsmöglichkeiten exploriert werden, beispielsweise im Sinne einer optimierten Nutzung der eigenen Ressourcen.

Da dies natürlich einiges an Suchbewegungen voraussetzt und man sich hier in der Regel gerade nicht auf besonders sicherem Terrain bewegt, gibt es hier nach Ansicht der Autorin einen hohen Bedarf an Supervision und Intervision für die Lehrkräfte, der allerdings oftmals nicht gedeckt ist, zumal er im dynamischen Tagesgeschäft nur schwer zu realisieren ist.

2.3.4.2 Supervision – der Lehrlogopäde als (Ausbildungs-) Supervisor

„Unter dem Begriff Supervision versteht man Weiterbildungs-, Beratungs- und Reflexionsverfahren für berufliche Zusammenhänge. Das allgemeine Ziel der Supervision ist es, den Ratsuchenden (Supervisanden) zu helfen, damit sie ihre eigene Arbeit verbessern können. Damit sind sowohl die Arbeitsergebnisse, die Qualität der Arbeit wie auch die Arbeitsbeziehungen zu den Kollegen, Kunden, Schutzbefohlenen, Schülern oder anderen Klientel-Gruppen sowie die Untersuchung organisatorischer Zusammenhänge unter ethischen Gesichtspunkten gemeint" (Belardi 2015: 31).

So lautet die Definition des Begriffes „Supervision" von Nando Berlardi in seinem Buch „Supervision für helfende Berufe" (2015).

Die Supervision, die die Studenten an einer Berufsfachschule für Logopädie erhalten, nennt sich im engeren Sinne „Ausbildungssupervision"
und dient der Kompetenzentwicklung der Studenten im Rahmen ihrer
ersten Patientenbehandlungen im schulischen Rahmen. Das heißt, die
Studenten werden bei ihren ersten Schritten auf dem Weg zum behan-
delnden Logopäden engmaschig begleitet und es werden zunächst die
basalen Kompetenzen erarbeitet und kontinuierlich ausdifferenziert und
verbessert, ggf. unter Zuhilfenahme eines schuleigenen Kompetenzmo-
dells (im Falle der Berufsfachschule für Logopädie Würzburg: s.o.) oder
anderer Systeme zur Ausgestaltung des Prozesses.

In den 1920er-Jahren wurde die Kontrollanalyse zur „Entwicklung von
fachlicher Kompetenz und professioneller Identität von Ausbildungskan-
didatInnen" (Fatzer / Rappe-Giesecke / Looss 2002: 28) im Berliner Psy-
choanalytischen Institut eingeführt. Unter dem bereits weiter oben einge-
führten Begriff „Ausbildungssupervision" existiert diese Form von
Supervision in allen Therapie- und Beratungs-Ausbildungen. Die angehenden Therapeuten und Berater besprechen ihre ersten Fälle mit dem
Supervisor, der hier als Expertin oder Experte der jeweiligen Profession
auftritt.

„(...) In Ausbildungssupervisionen begleiten Lehrende die angehenden
Profis zur Fähigkeit, mit Patienten (...) die spezifische Arbeit in den Dimensionen Diagnostik, Therapieplanung und -durchführung, Reflexion
und Evaluation zu gestalten (...)" (Clausen-Söhngen 2012: 39).

Ausbildungssupervision ist eine von drei Arten von Supervision, die zu
unterscheiden sind. Neben der Ausbildungssupervision gibt es Supervision im Rahmen von Organisationsentwicklungsprozessen und die berufs-
begleitende Supervision (vgl. Fatzer / Rappe-Giesecke / Looss 2002: 45).

Diese Aufgabe bringt – wie pädagogische Arbeit im Rahmen des Theo-
rieunterrichts – vielfältige Herausforderungen mit sich.

Exkurs: Die speziellen Gegebenheiten in der Ausbildungssupervision an
der Berufsfachschule für Logopädie

Die Behandlung am Patienten durch Studenten findet in der Berufsfachschule für Logopädie Würzburg im Dreiviertelstundentakt in dafür vorgesehenen Räumen mit Spiegelscheibe statt. Die Therapiestunden werden
supervidiert und direkt im Anschluss für 15 Minuten nachbesprochen

bzw. ausgewertet. In eigenen Supervisionsgruppen können die Fälle von den Studenten unter Anwesenheit der jeweiligen Supervisorin vertiefend bearbeitet und diskutiert werden. Während des gesamten Supervisionsprozesses spielt das schuleigene Kompetenzmodell eine tragende Rolle.

Die für die Patientenbehandlung notwendige Aktenführung beinhaltet das Verfassen von Untersuchungsberichten, regelmäßigen logopädischen Berichten, Rahmenplänen über jeweils zehn Therapiestunden, Therapieplänen, die die differenzierte Beschreibung der Ausgestaltung der jeweiligen Therapiestunde umfassen, sowie Reflexionsprotokolle, in denen der Therapeut jede durchgeführte Therapiestunde Revue passieren lässt und für sich auswertet. Die Aktenführung ist aus Sicht der Schule ein wichtiges Instrument zur Steuerung des Verlaufs der fachpraktischen Ausbildung der Studenten. Therapien sollen im Gesamtzusammenhang der logopädischen Behandlung nach bestimmten Gesichtspunkten sorgfältig geplant und dokumentiert werden. Über die Dokumentation wird damit auch die Entwicklung der angehenden Therapeutin sichtbar und nachvollziehbar. Berichte und Pläne werden von den Supervisoren genau korrigiert und mit entsprechenden Hinweisen versehen, die Akte in ihrer Gesamtheit wird regelmäßig auf ihre Vollständigkeit hin überprüft. Die Behandlungsakte bildet einen Teil eines numerisch bewerteten Portfolios.

Die Würzburger Logopädieschule befindet sich in einem mehrstöckigen, schmalen Gebäude. Die Räumlichkeiten sind nicht sehr weitläufig, sodass sich die aktuell insgesamt 56 Studenten und die 13 Lehrlogopäden sehr häufig begegnen und in der Regel kurze Dienstwege nutzen, um sich zu vor allem im Rahmen der Ausbildungssupervision zu besprechen. Der Kontakt zwischen Studenten und Lehrkräften kann somit als relativ hochfrequent und verbindlich bis familiär beschrieben werden. Entsprechend intensiv kann sich der Kontakt zwischen Studenten und Ausbildungssupervisoren bzw. den Lehrkräften gestalten.

Herausforderungen in der Ausbildungssupervision

Mechthild Clausen-Söhngen (2012) beschreibt in ihrer Veröffentlichung „Ausbildungssupervision – (Ein) Blick in drei Ebenen", wie das Konzept der Supervisionsebenen von Zalcmann und Cornell (1983) auf die Ausbildungssupervision an Logopädieschulen übertragen werden kann. Ebene 1 beschreibt in diesem Zusammenhang die des Supervisanden in seiner Arbeit mit dem Klienten. Ebene 2 – auf der sich der Lehrlogopäde mit seinem Studenten befindet – „(...) thematisiert das Zusammenwirken von Lehrlogopäden mit dem Studenten, der wiederum mit dem Patienten interagiert und seine Aktivitäten auf dessen aktuelle Befindlichkeit wie Behandlungserfordernisse ausrichtet (...)" (Clausen-Söhngen 2012: 41). Ebene 3 betrifft den Supervisor des Lehrlogopäden, der wiederum den Lehrlogopäden (Ausbildungssupervisor), den Studenten und den Patienten im Blick haben muss. Die Situation zeigt sich also von Ebene zu Ebene immer komplexer. Für den *Lehrlogopäden* zeigt sich im Rahmen der Ausbildungssupervision die Schwierigkeit, dass er den Supervisanden zu einer dem jeweiligen Studenten gemäßen, individuellen Art zu behandeln, im Sinne einer Ermöglichungsdidaktik (vgl. von Saldern 2011: 191ff.) anleitet. Dabei scheint es aber immer wieder verlockend, die eigenen Maßstäbe bzw. die Expertise des Lehrlogopäden oder das eigene mögliche Vorgehen in einer entsprechenden Therapie zugrunde zu legen. Es entsteht womöglich das Gefühl, etwas steuern zu müssen, was nur sehr bedingt steuerbar ist. Dieser Versuchung gilt es nach Möglichkeit zu widerstehen, ggf. durch Selbstreflexion und weiteres didaktisches Handwerkszeug. Hilfreich sind an dieser Stelle zum Beispiel Regeln, wie sie Rolf Arnold (2013) in seinem Buch zur systemischen Pädagogik „Wie man lehrt ohne zu belehren" darstellt.

Weitere Herausforderungen in der Ausbildungssupervision zeigen sich u.a. in Lernwiderständen der Studenten aufgrund personaler Eigenheiten, wie psychischen Problemen oder Erkrankungen, Übertragung und Gegenübertragung im Kontext von Supervision (Oberhoff 2009, Devereux 1984), Disziplinproblemen, Problemen infolge der hohen Anforderungen der Ausbildung und der Kürze der Zeit. Letzteres bezieht sich einerseits auf die Gesamtdauer der Ausbildung und andererseits auf die teilweise relativ kurzen Besprechungseinheiten, die für die fachpraktische Ausbildung zur Verfügung stehen. Der Lehrlogopädie ist so immer wieder dahingehend gefordert, sich auf die jeweils individuelle Wirklichkeit des Studenten einzustellen, die daraus erwachsenden vielfältigen möglichen Wege der Kompetenzentwicklung im Blick zu haben und Studenten auf diesen Wegen zu begleiten.

Als Letztes seien an dieser Stelle noch eigene Empfindlichkeiten, Muster und Dispositionen genannt, die einem als Ausbildungssupervisor immer wieder den freien Blick auf den Supervisanden verstellen können.

Institutionalisierter Auftrag und Selbstverständnis der
Ausbildungssupervisoren

Der Auftrag der Lehrlogopäden in ihrer Funktion als Ausbildungssupervisoren, wie er im Rahmen der Lehrpläne für die Berufsfachschulen für
Logopädie (2000) formell beschrieben ist und durch die Berufsfachschule
für Logopädie Würzburg vertreten bzw. umgesetzt wird, besteht u.a. darin, vor allem die fachliche Kompetenzentwicklung der Studenten über die
oben bereits erwähnte Aktenführung zu ermöglichen, d.h. das Anfertigen
von detaillierten Therapieplänen, Untersuchungs- und Therapieberichten
sowie das Verfassen von Verlaufs- bzw. Reflexionsprotokollen (Lehrpläne für die Berufsfachschule für Logopädie 2000: 181). Die Ausbildungssupervisoren sind demnach angehalten sicherzustellen, dass die Akten
zuverlässig geführt und die Therapien entsprechend dokumentiert werden. Die regelmäßige Korrektur der Therapiepläne durch die Supervisoren soll für die Studenten qualitativ richtungsweisend sein. Des Weiteren
besteht der Auftrag der Ausbildungssupervisoren darin, den Therapien
regelmäßig beizuwohnen und diese anschließend mit den Studenten
nachzubesprechen (s.o.), um mit ihnen gezielt an Umsetzungskompe-
tenz, sozial-kommunikativer und personaler Kompetenz (vgl. Abbildung
2) zu arbeiten sowie sicherzustellen, dass die Therapie patientenorien-
tiert, angemessen professionell und gewissenhaft durchgeführt wird. Im
Rahmen von Behandlungsproben werden für Aktenführung und Patientenbehandlung semesterweise Noten erhoben.

In diesem Zusammenhang sollen auch ggf. „problematische Studenten" erkannt werden und entsprechende Maßnahmen ergriffen werden,
wie z.b. das Erteilen von Verweisen bei dauerhaft unzuverlässiger Aktenführung oder das Führen von Gesprächen, wenn sich im Bereich der
Kompetenzentwicklung keine bzw. nur wenige Fortschritte zeigen. Dabei
stellt sich aber aus systemischer Sicht die Frage, wer hier eigentlich im
Problembesitz ist: der Student oder die Lehrkraft, die (noch) keinen Weg
gefunden hat, mit ihren eigenen Konstruktionen in Bezug auf die Eigenar-
ten des jeweiligen Supervisanden oder die Kontingenz in Bezug auf unterschiedliche Wege, Behandlung zielführend zu ermöglichen, umzugehen?

Im Hinblick auf die zu ermöglichende Kompetenzentwicklung gibt es verschiedene weitere Instrumente, die an der Berufsfachschule für Logopädie Würzburg zur Anwendung kommen können und sollen: z.B. Entwick-
lungsgespräche zur Festlegung von Kompetenzentwicklungszielen mit

den Studenten, sogenannte Staffelstabsgespräche mit dem neuen und dem ehemaligen Ausbildungssupervisor und dem Studenten bei Übernahme eines Patienten mit einem neuen Störungsbild usw.

Bei all diesen Instrumenten und Interventionsmöglichkeiten gilt es für die Lehrkraft, die die Supervision durchführt, stets einen Kompromiss aus Kontrolle und Aktivierung des kreativen Selbstlernpotenzials des jeweiligen Studenten zu finden. Da es sich im Rahmen der Ausbildung bei der Supervision nicht um ein freiwilliges Angebot handelt, sondern um eines, welches einer mehr oder weniger starken Reglementierung unterworfen ist, ist es natürlich schwierig, mit Studenten umzugehen, die in ihrer Entwicklung stark auf Freiheitsliebe und Individualität setzen und genau genommen ihren eigenen Weg beschreiten wollen. Vor allen Dingen gilt es aus systemischer Sicht auch die Unmöglichkeit von Intervention (vgl. Willke 2005) im Blick zu behalten. Was für das autopoietische psychische System x perturbierend bzw. verstörend wirkt, muss für das psychische System y noch lange nicht dazu beitragen, Entwicklung auszulösen. Außerdem geht nach Maturana und Varela (vgl. Maturana / Varela 2012: 125ff.) Entwicklung, d.h. Evolution auch immer mit einer Koevolution des Umfeldes einher. Auch insofern dürfte sich ein allzu rigides Festhalten an den Regeln der Ausbildungssupervision auf beiden Seiten entwicklungsverhindernd auswirken.

2.3.4.3   Die Akademisierung der Logopädie

Die Ausbildung zum Logopäden an der Berufsfachschule für Logopädie Würzburg wird – wie in 2.3.1 beschrieben – seit dem Wintersemester 2014 / 2015 als modellhafter dualer Studiengang in Kooperation mit der Julius-Maximilians-Universität Würzburg angeboten. Der Shift von der reinen Ausbildung zum Logopäden zum Studiengang „Akademische Sprachtherapie / Logopädie" bringt für die Lehrkräfte an der Schule spürbare strukturelle Veränderungen mit sich. Da die Schulleitung dem Team der Lehrlogopäden einen hohen Stellenwert zuschreibt, auch was die bewusste Einbindung in Veränderungsprozesse betrifft, gilt es hier für die einzelnen Lehrkräfte, einiges an aktiven und passiven Anpassungsleistungen zu vollbringen. Die Institution Berufsfachschule für Logopädie Würzburg koevolviert im Rahmen der Akademisierungsbestrebungen der Logopädie gemeinsam mit weiteren strukturell gekoppelten Systemen (vgl. Maturana / Varela 2012), wie z.B. der Berufsfachschule für Logopädie in Erlangen. Nun ist es an der Belegschaft der Würzburger Schule, entsprechende neue Kommunikationsmöglichkeiten zu entwickeln, welche die Autopoiesis des sozialen Systems „Berufsfachschule für Logopädie Würzburg" auch als Teil eines dualen Studienganges ermöglichen sollen. Insofern sind die Lehrlogopäden hier im Sinne flacher Hierarchien an verschiedenen zum Teil verantwortungsvollen und strukturgebenden Aufgaben, wie z.b. dem Berechnen der fachbereichs- und modulspezifischen Semesterwochenstunden,[7] jeweils bezogen auf die Studenten und auf die Lehrkräfte, was über ein Jahr hinweg umfangreiche Berechnungen erforderte und noch immer stetiger Korrekturen bedarf. An diesen Berechnungen orientiert sich u.a. der Stellenschlüssel für die Lehrkräfte der Schule.

Es gibt an der Berufsfachschule für Logopädie in Würzburg jedoch nicht nur große strukturelle Veränderungen, sondern auch die sich immer wieder verändernde Studentenschaft mit ihren unterschiedlichen und zum Teil überraschenden Charakteren bestimmt maßgeblich das Schulbild mit. Die Studenten sorgen nicht zuletzt im Sinne der selbstschließenden Reflexion der Lehrkräfte im Rahmen ihrer Bemühungen, die Kompetenzentwicklung der Studierenden zu fördern, für die stetige koevolutionäre Veränderung von Lehrer- und Studentenschaft.

2.4 Intervision und kollegiale Beratung

„(...) Die kollegiale Beratung zeichnet sich durch geringe Komplexität, schnelle Verfügbarkeit und vielseitigen Nutzen aus. Mit bescheidenem Aufwand können innovative Ergebnisse erzielt und die Vertrauensbildung innerhalb der Gruppe gefördert werden (...)" (Kopp / Vonesch 2010: 53).

Im Folgenden werden grundlegende Aspekte der kollegialen Beratung / Intervision näher beleuchtet.

---

7   Nähere Informationen dazu sind im Studienverlaufsplan Akademische Sprachtherapie und Logopädie B.Sc.) auf der Homepage der Julius-Maximilians-Universität: www.uni-wuerzburg.de zu finden.

2.4.1   Allgemeines zu Intervision / kollegialer Beratung

2.4.1.1   Synonyme, Definition

Quasi synonym zum Begriff der Intervision[8] werden in der Fachliteratur die Begriffe kollegiale Beratung und kollegiale Supervision gebraucht. Die englischen Begriffe dafür lauten etwa „(...) *peer group supervision, peer consultation* oder *peer counselling* (...)" (Tietze 2010: 23). Die Mehrzahl der Definitionen in der deutsch- und englischsprachigen Literatur umfasst folgendes Verständnis von Intervision bzw. kollegialer Beratung: *„Kollegiale Beratung beschreibt ein Format personenorientierter Beratung, bei dem im Gruppenmodus wechselseitig berufsbezogene Fälle der Teilnehmenden systematisch und ergebnisorientiert reflektiert werden"* (Tietze 2010: 24). In dieser Definition sind nach Tietze (2010) sechs Merkmale von Bedeutung, welche den Begriff „kollegiale Beratung" spezifizieren: *„(...) personenorientierte Beratung, Gruppenmodus, berufsbezogene Fälle, Systematik, Wechselseitigkeit und ergebnisorientierte Reflexion"* (Tietze 2010: 25). Lippmann (2013) nennt folgende zum großen Teil ähnliche Kennzeichen von Intervision: Es soll sich um eine Gruppe von Gleichrangigen mit einem gemeinsamen beruflichen Kontext handeln, in dem ein „(...) zielgerichteter Prozess zur Lösungsfindung bzw. für den Informationsaustausch (...)" (Lippmann 2013: 16 f.) stattfindet. Die Teilnahme erfolgt freiwillig und wird entlang einer gemeinsam festgelegten Struktur gestaltet. Es handelt sich um ein „Lernen im Lehren, Lehren im Lernen" (Lippmann 2013: 17), was den Aspekt der Gegenseitigkeit und Gleichrangigkeit unterstreicht. Die Beratung erfolgt dementsprechend ohne Honorar.

Tietze diskutiert die von ihm identifizierten Merkmale hinsichtlich ihrer tatsächlichen Relevanz und kommt zu dem Schluss, dass vier Kernmerkmale ausreichen, um kollegiale Beratung zu identifizieren. Wenn ein Beratungskonzept also vorsieht, „(1) dass es in einer Gruppe realisiert werden soll *und* (2) wenn berufsbezogene Fälle von teilnehmenden Personen beraten werden *und* (3) wenn sich der Beratungsprozess an einer Ablaufstruktur orientieren und mit verteilten Rollen vollzogen werden soll *und* (4) alle Rollen ausnahmslos reversibel sein sollen (...)" (Tietze 2010:

---

8   Die Autorin verwendet die Begriffe „kollegiale Beratung" und „Intervision" im Verlauf ihrer Ausführung synonym im Wechsel.

36), dann handelt es sich um kollegiale Beratung im Sinne von Tietzes empirischer Forschungsarbeit. Er schließt nicht aus, dass es Abweichungen z.b. in Bezug auf den Gruppenmodus im Sinne einer dyadischen Peer-to-peer-Beratung geben kann, welche seiner Arbeit allerdings nicht zugerechnet werden (vgl. Tietze 2010: 40). Die Einführung des *sogenannten Dritten* ist deshalb aus der Sicht von Tietze konstituierend für kollegiale Beratung, weil damit einige für den intendierten Beratungsprozess als günstig zu bewertende Folgen verbunden sind: Zum einen wird mit dem Gruppenmodus eine höhere Stabilität erreicht, da die zeitweilige Abwesenheit von Mitgliedern verkraftet werden kann. Zum anderen wird die Aktivierung von Multiperspektivität wahrscheinlicher und außerdem gehen mit weiteren Personen sozialpsychologische und gruppendynamische Phänomene, wie z.B. Gruppenzwänge, Kohäsion etc. einher, die für die Beratungsinteraktionen von Bedeutung sind (Tietze 2010 25f., Lippmann 2013: 34ff.).

2.4.1.2 Unterscheidung von kollegialer Beratung bzw. Intervision und Supervision sowie Coaching

Kollegiale Beratung unterscheidet sich von Supervision und Coaching insofern, als die Beratung in beiden Fällen in formal asymmetrischen Beziehungen (Coach/Supervisor und Beratener) stattfindet. Die Rollen sind hier also nicht reversibel. Mit Einzelsupervion und Coaching ist eine dyadische Form gemeint. Des Weiteren gibt es Coaching und Supervision in *Gruppen*, in denen sich Personen zusammenfinden, deren Arbeitssituationen vergleichbar sind. *Team*supervision dagegen bezieht sich auf betriebliche Arbeitseinheiten. Idealerweise sollten Supervisions- und Coachigprozesse, wie auch die kollegiale Beratung, konzeptgeleitet verlaufen (Tietze 2010: 33ff.). Als thematischen Fokus schlägt Rappe-Giesecke (2002) verschiedene Programme für den Supervisionsprozess vor: Fallarbeit, Institutionsanalyse und Selbstthematisierung (Rappe-Giesecke 2002: 68f.). Kollegiale Beratung bzw. Intervision lassen sich per definitionem am ehesten mit dem Programm der Fallarbeit in Verbindung bringen, womit das Bearbeiten von spezifischen, sich von der Normalität abhebenden Interaktionen zwischen Supervisanden und ihren jeweiligen Klienten gemeint ist. Institutionsanalyse in Form einer Rekonstruktion der institutionellen Rahmenbedingungen und Selbstanalyse als permanente Selbstreflexion des Supervisionssystemns sind methodisch eher der Teamsupervision zuzuordnen (Fatzer / Rappe-Giesecke / Looss 2002: 68ff.).

2.4.1.3   Zielgruppen für kollegiale Beratung

Unter den in der einschlägigen Literatur als Zielgruppen für Intervision beschriebenen Professionen befinden sich u.a. Psychotherapeuten, Supervisoren, Lehrer und Erwachsenenbildner (Tietze 2010: 29f.).

2.4.1.4   Nutzen und Wirkungen von Intervision / kollegialer Beratung

Der Nutzen von Intervision kann sich auf zwei verschiedenen Ebenen abzeichnen: auf der Ebene des Individuums und auf der Ebene der Institution bzw. der Organisation.

Das Individuum profitiert davon durch eine Verbesserung der Professionalität im Rahmen eines Reflexions- und Wahrnehmungsprozesses bezogen auf eigene Denkmuster, emotionale Reaktionen, Handlungskompetenz, Kontakt- und Beziehungsgestaltung, die eigene Rolle, etc. Auch psychohygienische und Entlastungsfunktionen sind beobachtbar. Wichtige Wirkfaktoren sind hierbei: Einfühlung und Anteilnahme von Kollegen, Perspektivenwechsel, Probehandlungen, Regulierung der Nähe-Distanz-Balance oder ggf. Dissoziation in Bezug auf individuelle fallbezogene Involviertheit und das Erkennen von Übertragungen, Gegenübertragungen sowie Projektionen (vgl. Lippmann 2013: 18f.).

Als weiterer potenzieller Nutzen für das Individuum sei an dieser Stelle die Möglichkeit zum Klären von Fragen und zum Informationsaustausch genannt.

Kim-Oliver Tietze (2010) hat sich im Rahmen seiner Dissertation näher mit den personenbezogenen Wirkungen kollegialer Beratung auseinandergesetzt. Im Zuge von Literaturarbeit kommt er zu dem Schluss, dass sich im Wesentlichen drei Hauptkategorien von *personenbezogenen* Wirkungen abzeichnen. Es handelt sich dabei (a) um „(...) Effekte bei der Lösung berufsbezogener Probleme (...)", (b) um „(...) Auswirkungen auf berufliche Handlungskompetenzen (...)" und (c) um „(...) Auswirkungen auf berufliche Beanspruchungen (...)" (Tietze 2010: 59). Diese drei Kategorien stehen im Zentrum seiner empirischen Untersuchung im Kontext eines quantitativen Forschungsansatzes. Die Ergebnisse seiner Untersuchung bestätigen eindeutig, dass die Intervention zur kollegialen Beratung sich positiv auf eine Verminderung beruflicher Beanspruchung auswirkt (vgl. Tietze 2010: 204). Partiell zutreffend zeigte sich seine Hypothese bei Vorliegen einer Drittvariablen in Form von weiteren Personalentwicklungsmaßnahmen (vgl. ebd.: 213) lediglich in Bezug auf das Problemlösen. Allerdings zeichnet sich insgesamt auch hinsichtlich der Selbsteinschätzung beruflicher Handlungskompetenz eine Steigerung ab (vgl. ebd.: 210).

Mögliche positive Auswirkungen der Intervision auf die Organisation sind ein optimales Kosten-Nutzen-Verhältnis, die Unterstützung von Lernprozessen, die aktuelle Fallbearbeitung, eine Verbesserung der Zusammenarbeit und ein fundierterer Entscheidungsprozes (vgl. Lippmann 2013: 19f.).

2.4.1.5   Ablaufschemata nach Tietze und Lippmann

In der aktuellen Literatur zu kollegialer Beratung / Intervision werden – je nach methodischer Unterfütterung – unterschiedliche Ablaufschemata beschrieben. Die Ablaufmodelle umfassen 5 bis 14 explizit benannte Phasen (vgl. Tietze 2010: 71).

In Tabelle 2 findet sich beispielhaft ein Ablauf mit sieben Phasen.

Ein Grundmodell in sechs Hauptschritten stellt Lippmann (2013) in seiner Monografie „Intervision – Kollegiales Coaching professionell gestalten" vor (s. Tabelle 3).

Die einzelnen Phasen der kollegialen Fallberatung können u.a. in Abhängigkeit von den verschiedenen psychologischen Schulen (z.B. systemische Beratung, Gestaltberatung und Transaktionsanalyse) methodisch auf unterschiedliche Weise unterfüttert werden.

Tabelle 2: Ablauf der kollegialen Fallberatung nach Kopp / Vonesch 2002 (vgl. Franz/Kopp 2010, S. 57) (eigene Darstellung)

1. Fallbeschreibung	15 min	Schilderung und Visualisierung der Situation durch Fallgeber; kurze Verständnisfragen der Berater
2. Analysen- und Hypothesenerstellung	20 min	Berater beschreiben bzw. spiegeln eigene Eindrücke und ermöglichen dadurch neue Problemsicht bzw. eine Perspektivenerweiterung
3. Fokussierung auf Ziel bzw. Schlüsselthema	10 min	Fallgeber konkretisiert die wesentlichen Problempunkte oder das für das eigen Verhalten im Spannungsfeld persönliche Schlüsselthema
4. Lösungsvorschläge	20 min	Berater erarbeiten mögliche Vorgehens- und Verhaltensweisen (ähnlich Brainstorming)
5. Ideenbewertung	10 min	Fallgeber legt weiteres Vorgehen bzw. konkrete Maßnahmen fest
6. Probehandeln	—	nach Bedarf können Maßnahmen detailliert ausgearbeitet oder in Rollenspielen ausprobiert werden
7. Prozessreflexion	15 min	gemeinsame Analyse von Ablauf und Rollen; gegenseitiges Feedback zur Verbesserung der Zusammenarbeit

Tabelle 3: Grundmodell in sechs Hauptschritten nach Lippmann (2013) (eigene Darstellung)

1	Vorbereitung, Erheben und Auswählen der Anliegen
2	Situationsschilderung, Klären von Fragen und der Zielsetzung
3	Situationsanalyse und Hypothesen bilden
4	Lösungen und Handlungsalternativen erarbeiten
5	entscheiden und nächste Schritte planen
6	auswerten, Ergebnisse sichern und abschließen

2.4.1.6 Methodische Gestaltung entlang der Hauptschritte nach Lippmann (2013)

Bei Lippmann (2013) findet sich ein sehr breit gefächertes Methoden-spektrum, welches es ermöglicht, kollegiale Beratung abwechslungsreich und situativ passend zu gestalten. Neben dem in Tabelle 3 dargestellten grundlegenden Ablaufschema und seinen Varianten schlägt Lippmann für die oben genannten sechs Hauptschritte im Grundmodell verschiedene Settings, Frage- und Visualisierungsmethoden vor, wie z.b. Mindmap-ping, Fischgrät-Diagramme, Problembaum und Systemanalyse (hier: bezogen auf Schritt 2 Situationsschilderung, Klären von Fragen und der Zielsetzung) . Für Schritt 3 (Situationsanalyse und Hypothesen bilden) kommen bei Lippmann auch die Impulse aus verschiedenen psychologi-schen Schulen zum Tragen. Das Vorgehen kann also je nach Schwer-punkt und fachlicher Ausrichtung der Beratergruppe flexibel angepasst werden (vgl. Lippmann 2013: 128f.). Wenn beispielsweise ein transakti-onsanalytischer Hintergrund gegeben ist, kann man also Hypothesen darüber bilden, wie die Transaktionsmuster im vorliegenden Fall ausse-hen oder welches „Spiel" die Erwachsenen hier im Sinne Eric Bernes spielen und wie sich die entsprechenden Klippen erfolgreich umschiffen lassen.

Für das Erarbeiten von Lösungen und Handlungsalternativen (Schritt 4) eröffnet Lippmann ebenfalls einen reichhaltigen Methodenpool, aus dem hier nur einige kurz genannt seien:

- Kreativitätstechniken, wie Brainstorming und Ideenbriefe
- fachlicher Input
- Geschichten erzählen
- fokussierendes Reflecting – das Ressourcenrad
- Arbeiten mit Rollenspielen
- Arbeiten mit Aufstellungen
- u.v.m.

Auch die Schritte 5 und 6 lassen sich methodisch je nach Situation sinnvoll und abwechslungsreich gestalten (vgl. Lippmann 160ff.).

2.4.1.7   Rollen der Teilnehmer in der Intervision/kollegialen Fallberatung

Da die kollegiale Beratung nicht in formal asymmetrischen Beziehungen wie z.B. in der Supervision stattfindet, sondern in einer Gruppe von Gleichrangigen mit entsprechend reversibler Rollenverteilung, ist es von Bedeutung, die jedes Mal für die Dauer eines Beratungsprozesses zu bestimmenden Rollen genau zu definieren.

Es lassen sich einige Rollen voneinander abgrenzen, die jeweils auf einen zentralen Beitrag für Problemlösung und Entwicklungsberatung fokussieren (vgl. Kopp / Vonesch 2010: 62). Laut Kopp und Vonesch (2010) handelt es sich um die Rollen Fallgeber, Berater, Moderator, Schreiber und Prozessbeobachter. Schmid, Veith und Weidner (2013) unterscheiden die Rollen Fallgeber bzw. Ratsuchende, Berater, Moderator und Zeitwächter sowie den Beobachter ggf. auch im Sinne eines „Reflecting Teams". Hier zeigt sich bereits, dass verschiedene Konzeptionen von Intervision unterschiedliche Rollen in Betracht ziehen.

Im Folgenden werden die zentralen Rollen kurz charakterisiert:

Der *Fallgeber* bringt sein Beratungsanliegen in die Intervisionsgruppe ein. Er stellt seinen Fall möglichst anschaulich unter Einbezug von Inhalts-, Sach- und Gefühlsebene dar. Visuelle Unterstützung in Form einer bildlichen Darstellung ist dabei empfehlenswert. Der Fallgeber lässt sich von den geäußerten Hypothesen und Vorschlägen der Beratergruppe zu neuen Sichtweisen u.a. im Sinne einer Perspektivenerweiterung in Bezug auf sein Problem anregen. Auch ist es möglich, dass der Ratsuchende Schlüsselthemen für seine persönliche Entwicklung ableitet, die sich auf für ihn typische Situations- und persönliche Verhaltensmuster beziehen (vgl. Kopp / Vonesch 2010: 63).

Die *Berater* stellen den Kern der Intervisionsgruppe dar. Sie haben die Aufgabe, dem Fallgeber ihre Wahrnehmungen offen mitzuteilen. Sie lassen sich auf die Perspektive des Fallgebers ein und akzeptieren das dargestellte Problem, wobei sie ihm mit Respekt und aufrichtigem Interesse begegnen. „(...) Die Berater reflektieren den Fall vor ihrem eigenen professionellen Hintergrund und tauschen sich dazu aus. Der Fallgeber hat den größtmöglichen Nutzen, wenn sich ihm ein variantenreiches Analyse- und Argumentationsspektrum eröffnet (...)" (Schmid / Veith / Weidner 2013: 35). Sinnvollerweise lassen sich die Berater nicht dazu verleiten, gut gemeinte Ratschläge zu geben. Sie sollten sich vielmehr von ihren gewohnten Sichtweisen lösen, um dem Fallgeber letztlich einen anderen Zugang zu seinem Problem zu ermöglichen und ihn damit zu neuen Verhaltensweisen und ggf. überraschenden Lösungswegen anzuregen (vgl. Kopp / Vonesch 2010: 64).

Die Aufgabe des *Moderators* besteht darin, den systematischen Ablauf der Fallberatung zu überwachen, die Rollen zu trennen und die spezifischen Rollenleistungen zu aktivieren (vgl. Kopp / Vonesch 2010: 65). In diesem Zusammenhang moderiert er Übergänge und übernimmt dabei auch die Rolle des Zeitwächters, damit die verschiedenen Prozessphasen inhaltlich und zeitlich angemessen strukturiert sind. Er stellt sicher, dass die Teilnehmer in ihren Rollen bleiben und sich an die vereinbarten Kommunikationsregeln halten. Sollte dies einmal nicht der Fall sein, reagiert er darauf, indem er etwaige Abweichungen und Konflikte thematisiert und entsprechend behandelt.

Die *Beobachter* stellen ein „Add-on" in der Intervision dar. Beobachter sind im Prozess nicht zwingend erforderlich, können ihn aber maßgeblich durch ihr Feedback bereichern und somit die Prozessqualität gerade in der Anfangsphase einer Intervisionsgruppe steigern. Die Beobachter schreiben während der Beratung mit und äußern sich in der Regel erst am Ende eines Prozesses (vgl. Schmid / Veith / Weidner 2013: 37f.).

2.4.2 Verschiedene Gruppenformate vor dem Hintergrund systemischer Beratung

Intervision bzw. kollegiale Beratung sind nicht grundsätzlich vor dem Hintergrund von systemischer Beratung zu betrachten. Wohl aber eignet sich Intervision sehr gut dazu, den systemischen Gedanken zum Tragen kommen zu lassen, wenn einige wichtige Faktoren berücksichtigt werden. Zum einen sind dies – insgesamt betrachtet – die systemischen Prämissen und Haltungen, wie Arist von Schlippe und Jochen Schweitzer (2012) sie beschreiben (vgl. von Schlippe / Schweitzer 2012: 199ff.)[9], welche dem Konzept der Intervision zugrunde gelegt bzw. in den Prozess der kollegialen Beratung integriert werden können.

Tabelle 4 Systemische Prämissen und Haltungen nach von Schlippe / Schweitzer (2012) (eigene Darstellung)

1. Kooperation und Beziehung	2. den Möglichkeitsraum vergrößern	3. Autonomie als Schlüsselwort	4. die andere Seite der Ethik: Verhindern und Begrenzen
5. Hypothesenbildung	6. Zirkularität	7. von der Allparteilichkeit zur Neutralität	8. von der Neutralität zur Neugier
9. Respektlosigkeit gegenüber Ideen, Respekt gegenüber Menschen	10. Therapie als Verstörung und Anregung	11. Ressourcenorientierung, Lösungsorientierung, Kundenorientierung	

Den genannten Punkten 1 bis 11 kann der Status von systemischen Methoden zuerkannt werden, zumal diese das konkrete Handeln in der systemischen Praxis inspirieren (vgl. von Schlippe / Schweitzer 2012: 199). Insbesondere eignet sich die *Hypothesenarbeit* für die Ausgestaltung von

---

9   Im Lehrbuch der systemischen Therapie und Beratung von Artist von Schlippe und Jochen Schweitzer findet sich auf den in der Quellenangabe notierten Seiten eine ausführliche Beschreibung der systemischen Prämissen und Haltungen, auf deren detaillierte Darstellung hier aus Platzgründen verzichtet wird.

Intervision, da „(...) die Analyse handlungsleitender Hypothesen oder Wirklichkeitserklärungen (...)" (Schmid / Veith / Weidner 2013: 17) einen wesentlichen Unterschied zu alltagskommunikativen Prozessen macht. Der Wert einer Hypothese liegt aus systemischer Sicht in der Frage, ob sie nützlich ist, wobei sich Nützlichkeit an der Ordnungs- und an der Anwendungsfunktion der jeweiligen Hypothese misst (vgl. von Schlippe / Schweitzer 2012: 204).

Zum anderen gibt es verschiedene Formate bzw. Ablaufschemata, die den systemischen Gedanken unterstreichen bzw. explizit systemisch ausgerichtet sind. Im Folgenden seien zwei Möglichkeiten näher beschrieben.

2.4.2.1 Kollegiale Beratung

Ein Leitfaden für die kollegiale Beratung unter bewusster Einbeziehung systemischer Aspekte findet sich bei Schmid, Veith und Weidner (2013). In seinen Grundzügen ähnelt der Ablauf den beiden weiter oben dargestellten Ablaufschemata von Tietze und Lippmann. Die Methoden zu den einzelnen Bearbeitungsschritten sind allerdings expliziter systemisch ausgerichtet. Schritt eins befasst sich zunächst mit der Rollen- und Zeitvereinbarung. Anschließend wird in einem zweiten Schritt das Anliegen durch den Falleinbringer knapp dargestellt und im Zuge dessen formuliert dieser zwei bis drei Fragestellungen. Zwei im Rahmen der Rollen- und Zeitvereinbarung festgelegte Interviewer erfragen zunächst das Ziel der Beratung und die wesentlichen Perspektiven des Problems mithilfe systemischer Fragen[10]. Schritt vier besteht darin, dass die Interviewer und Beobachter (allesamt wohl in diesem Zusammenhang als Berater zu betrachten) sich Hypothesen zur Erklärung des Problems überlegen (keine Ratschläge oder Lösungen!), wobei der Fallgeber lediglich still zuhört. In einem fünften Schritt priorisiert der Fallgeber die Hypothesen entsprechend der Frage: „Was erlebe ich als weiterführend?" (vgl. Schmid / Veith / Weidner 2013: 16). Die Berater (Interviewer und Beobachter) formulieren in Schritt sechs via Gruppen-Brainstorming Lösungsideen, welche dem Fallgeber helfen sollen, bezogen auf die Herausforderung, vor der er steht, etwas anderes tun zu können. Der Fallgeber hört hierbei wiederum nur zu. Schritt sieben beinhaltet die Bewertung der Lösungsideen durch den Fallgeber, indem er sich überlegt, welche der Ideen für seine Fragestellung hilfreich sind. Den Abschluss (Schritt acht) bildet die Prozessre-

---

10 Vgl. dazu von Schlippe / Schweitzer 2013: 249ff

flexion unter dem Motto: „Wie haben sich die Beteiligten in ihren Rollen erlebt? Was haben wir gelernt?" (vgl. ebd. 17). Ein Follow-up mit dem Fallgeber ist bei einem weiteren Treffen geplant. Hierbei wird nochmals resümiert, was in der kollegialen Fallberatung bearbeitet wurde, was für ihn das Outcome war und wie er inzwischen mit den Hinweisen umgegangen ist – was aus seiner Sicht gut gegangen ist, was nicht und welche Folgefragen inzwischen entstanden sind.

Diese Arbeitsschritte finden sich weitgehend auch in der kollegialen Beratung wieder, so wie sie bei den entsprechenden Präsenzveranstaltungen im Rahmen des Studiengangs Systemische Beratung der TU-Kaiserslautern zur Anwendung gebracht wird. Neben dem Hypothesenbilden sind die Berater hier alternativ auch eingeladen, Resonanzen, Schlüsselfragen und „zwei Infos" im Sinne der zwei als am wichtigsten wahrgenommenen Informationen aus der Fallschilderung zu beschreiben bzw. zu generieren. Im Gegensatz zum im Folgenden beschriebenen Reflecting Team werden die Rückmeldungen der Beobachter isoliert dargeboten (vgl. Fotodokumentation Systemische Beratung 4. Semester 20.08.-23.08.2015: 11).

2.4.2.2   Reflecting Team

Als weitere Methode, systemische Intervision sinnvoll zu gestalten, sei an dieser Stelle das „Reflecting Team" bzw. reflektierende Team erwähnt. Nach von Schlippe und Schweitzer (2012) liegt ein wesentlicher Aspekt systemischer Beratung darin, Menschen dabei zu unterstützen, sich beim Beobachten der Welt zu beobachten, also mehr über ihre eigene Art der Erkenntnisgewinnung in Form von Narrationen etc. in Erfahrung zu bringen.

Das Reflecting Team hat zum Ziel, Veränderung in einem Freiraum für Gedankenaustausch zu ermöglichen, in dem die individuelle Integrität aller Beteiligten sichergestellt ist (vgl. von Schlippe / Schweitzer 2012: 335).

Formal betrachtet heißt das für die Anwendung im Rahmen Intervision und kollegialer Beratung, dass sich der Fallgeber, nachdem er seinen Fall in Anwesenheit einer Gruppe von Beobachtern vorgestellt oder in einem Interview mit einem Berater dargelegt hat, seinerseits in die Beobachterposition begibt und dem reflektierenden Austausch der vormaligen Beobachtergruppe lauscht, ohne die Hypothesen und Gedanken, die ihm zu Ohren kommen, zu kommentieren. Der Zuhörer wählt diejenigen Bedeutungszuschreibungen und Hypothesen bzw. Beobachtungen zweiter Ordnung der Reflektierenden für sich aus, die für ihn einen Unterschied machen. Er kann so eine Rückmeldung darüber bekommen, wie er selbst seine Wirklichkeit konstruiert (vgl. von Schlippe / Schweitzer 2012: 336). Er bekommt auf diese Weise Möglichkeiten angeboten, die er aber ohne Weiteres auch zurückweisen kann. Was gut passt, kann der Ratsuchende in sein Konzept über sich selbst mit hineinnehmen, und er kann ignorieren, was er als nicht stimmig erlebt.

Die idealtypischen Phasen in der Arbeit mit dem reflektierenden Team werden bei von Schlippe / Schweitzer (2012) folgendermaßen beschrieben:

Schritt 1 umfasst ein Beratungsgespräch von 30-40 Minuten, in dem zunächst die Methode des *Reflecting Team* vorgestellt und anschließend ein systemisches Interview mittels „(...) angemessen ungewöhnlicher Fragen (...)" (von Schlippe / Schweitzer 2012: 336) geführt wird.

Schritt 2 stellt das anschließende Reflexionsgespräch (ca. 5-10 Minuten) dar. Die Beobachter führen einen *Metalog* über das Beratungsgespräch in Anwesenheit des Beratungssystems.

Schritt 3 wiederum ist ein Beratungsgespräch über die Reflexion mit einer Dauer von 20-30 Minuten. Anregende Fragen vonseiten der Beraterin an die Ratsuchenden können wie folgt lauten: „Was haben Sie gehört, was interessant für Sie war? War etwas Neues für Sie dabei, was Sie vorher so noch gar nicht gesehen haben?"

Danach erfolgt ggf. eine Wiederholung von Schritt 2 und 3. Nach maximal 120 Minuten wird der Prozess abgeschlossen, wobei die Ratsuchenden das „letzte Wort" haben (vgl. von Schlippe / Schweitzer 2012: 336f.).

2.4.2.3 *Was ist der spezifische Nutzen von systemischer Intervision?*

Ein vordergründig wichtiger Nutzen bzw. eine wertvolle Ressource ist zunächst die Multiperspektivität, die von der Beratergruppe an den Ratsuchenden herangetragen wird. Durch die verschiedenen Sichtweisen wird ggf. „Festgefrorenes" verflüssigt und Kontingenz (vgl. von Schlippe / Schweitzer 2012: 79, 117) kann wieder in das Blickfeld rücken. Der eigene Standpunkt oder das eigene musterhafte Verhalten wird nicht mehr als das einzig Mögliche empfunden. Durch die neuen Unterscheidungsmöglichkeiten, die hier vielleicht emergieren, kommen auch verschüttete Ressourcen und damit vielfältige Lösungsmöglichkeiten zum Vorschein. Der Prozess kommt in erster Linie durch Perturbation – oder positiver formuliert Anregungen – in Gang und nicht durch ein invasives Vorgehen, in dem Anstrengung und Druck vorherrschen (vgl. Fotodokumentation Systemische Beratung 4. Semester 20.08.-23.08.2015: 9). Wertvolle Beobachtungen zweiter Ordnung werden wie ein „bunter Blumenstrauß" an den Ratsuchenden überreicht.

2.4.3   „Autopower" als dyadisches und minimalistisches Format für die systemische Intervision

Das im Rahmen der vorliegenden Masterarbeit verwendete Format für die Intervision „Autopower" wurde von Johannes Groß als eine weitere ausgewählte Methode für die systemische Fallberatung in einer Präsenzveranstaltung im Rahmen des Studienganges Systemische Beratung der TU-Kaiserslautern vorgestellt und durch die Autorin anlässlich ihrer Falleinbringung zur Anwendung gebracht.

Die Methode „Autopower" bezieht ihren Namen aus dem Begriff der Autopoiese. Das Motto lautet: „Die Lösung liegt in mir! … ich müsste bloß zu mir kommen …" Das Vorgehen: Eine Person innerhalb einer Organisation, die gerade mit einem problematischen Sachverhalt konfrontiert ist und aktuell noch keinen durch Beobachtung zweiter Ordnung erweiterten Blick auf die Sache werfen kann, bittet zunächst eine Kollegin, für einen Moment als Stellvertreterin zu fungieren. Nachdem die Kollegin zugestimmt hat, instruiert der Fallgeber die Stellvertreterin möglichst kurz und „knackig". Anschließend werden die Rollen getauscht und „Los geht's!". Für etwa zehn Minuten übernimmt die Kollegin jetzt die Rolle der Fallgeberin, schildert den Fall ggf. nochmals aus ihrer Sicht und lässt sich von der Fallgeberin beraten. Am Ende bedankt sich die Fallgeberin und es wird bewusst entrollt.
Im Anschluss an die Methode gibt es die Möglichkeit zu reflektierender Anerkennung, Schildern von Resonanzen und Metakommentaren zum vorangegangenen Geschehen.

Der „Clou" der Methode liegt in der Tatsache, dass der zunächst Ratlose im Zuge des Rollentauschs erst einmal von sich selbst entlastet ist, in-

dem er ein Alter Ego wählt, durch welches er gleichzeitig einen distan-
zierteren Blick auf sich selbst, die eigenen Muster usw. gewinnt. Der Ratsuchende hat somit gute Voraussetzungen, neu auf sich und sein Problem zu schauen bzw. sich Beobachtungen zweiter Ordnung über sein
Alter Ego besser zugänglich zu machen. Er hört sich zu, wie er über das
Thema zu sich selbst durch den anderen spricht, der dieses jetzt quasi
prozessiert oder in seine Regie nimmt. Er beobachtet quasi „sich
selbst" dabei, wie er mit dem Thema umgeht, hat aber den freieren und
weiteren Blick darauf und ist ein Stück weit davon losgelöst.

Beobachtungen zweiter Ordnung, die ansonsten nicht so leicht zugänglich sind, werden auf diese besondere Weise auf den Weg gebracht.
Blinde Flecken können erkannt werden und es tut sich unter dem Motto,
„es ist immer auch anders möglich" ggf. eine Vielfalt an neuen, bisher
unerkannten Möglichkeiten und Sichtweisen auf, die zu ungeahnten Lösungswegen führen können.

Wenn der Ratsuchende innerhalb der Beratung mit „Autopower" mit etwas in Resonanz gerät, was zur Selbstveränderung führt, dann ist das
Systemische Beratung, die ja davon ausgeht, dass die Autopoiese des
Ratsuchenden bestimmt, an welcher Stelle eine Öffungsdynamik entste-
hen kann. Eine Hypothese oder eine Idee bewirkt, dass man selbst
merkt: „Da war ich ja eigentlich blind, das habe ich vorher nicht gesehen ..."

Eine solche Betrachtungsweise ist besonders dann wichtig, wenn einem
eine Situation übermäßig komplex oder brisant erscheint bzw. wenn
Emotionen im Spiel sind. Wir identifizieren uns in der Regel mit unseren
teilweise starken oder sogar überwältigenden Emotionen und sehen
gleichzeitig nicht, dass es nicht so überwältigend sein muss, wenn wir es
schaffen, den Blick nur ein kleines bisschen zu wenden oder zu erweitern
– wenn wir z.B. ein Stück von unserem persönlichen Hintergrund erha-
schen, auf dessen Basis sich ggf. eine hinderliche oder situationsunan-
gemessene Emotion entwickeln kann.

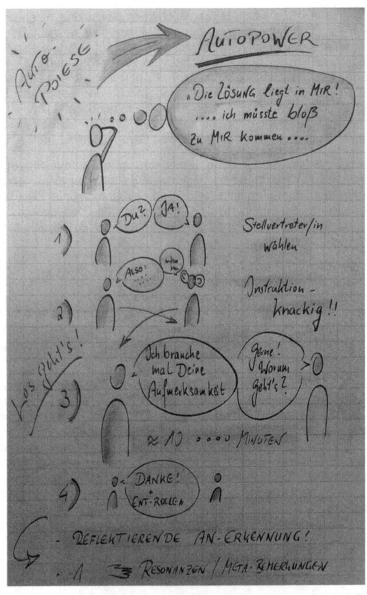

Abbildung 3: „Autopower" aus weitere ausgewählte Methode für die kollegiale systemische Fallberatung, Johannes Groß (2015)

2.5 Der Versuch

2.5.1 Methodische Überlegungen: Systemische Forschung

Im Rahmen des Versuchs, um den es in dieser Masterarbeit im beschriebenen Kontext geht, werden Daten erhoben, die es entsprechend der in der Einleitung dargestellten Forschungsfragen auszuwerten gilt. Es stellt sich nun die Frage, wie diese Forschungsarbeit vor dem Hintergrund des Studiengangs „Systemische Beratung" quasi systemisch zu verorten ist. Gibt es überhaupt so etwas wie systemische Forschung und was macht systemische Forschung ggf. aus? Die Internetplattform www.systemisch-forschen.de ist „(...) ein Ort für Entwicklung und Austausch bezüglich systemischer Forschung (...)" (vgl. www.systemisch-forschen.de). Bisher gibt es laut Matthias Ochs – dem Redakteur der Website – keine allgemeingültige Definition dazu, was systemische Forschung ist und was nicht (vgl. ebd.). Inzwischen liegen zahlreiche Forschungspublikationen vor, welche ein Spektrum systemischer Forschungsmöglichkeiten abbilden. Das „Handbuch Forschung für Systemiker", herausgegeben von Matthias Ochs und Jochen Schweitzer, stellt einen Zwischenschritt in der Entwicklung systemischer Forschung dar, zumal viele der beschriebenen Vorgehensweisen sich ihrerseits in der Entwicklung befinden. Das Buch schließt Ansätze von Kybernetik erster und zweiter Ordnung ein, ebenso wie qualitative und quantitative Forschung (vgl. Ochs / Schweitzer 2012: 14). Das Konzept „systemischer" Forschung von Schweitzer und Ochs ist als eine bestimmte empirische Herangehensweise charakterisiert, welche u.a. Beziehungs- und Interaktionsorientierung sowie intra- und interindividuelle reflexive Prozesse berücksichtigt (vgl. Schweitzer / Ochs 2012: 24). Auf die Forschungsmethoden bezogen stellen von Schweitzer und Ochs fest: „(...) Systemisch ist für uns kein eigenständiger, abgrenzbarer Koffer von Forschungsmethoden. Wir kennen keine einzige Forschungsmethode, welche 'nur' von 'Systemikern' genutzt wird (...)" (ebd.: 30).

In der soziologischen Systemtheorie (Luhmann 2015) nimmt der „Beobachter" eine zentrale Stellung ein. Aus diesem Grund ist sie für empirische Forschung schwer handhabbar.

„(...) Der Beobachter findet sich nämlich [...] im Licht dieser Theorie immer wieder. Eine „beobachterfreie" Forschungsposition ist somit nicht denkbar. Dieser Punkt ist für die Forschung nicht unproblematisch, wenn

sie feststellen will, wie es wirklich ist, und daher versucht, den Beobachter aus der Empirie herauszuhalten (etwa durch das Gütekriterium der
Objektivität). Die Entdeckung eigener Motive und der Begrenztheit der
eigenen Perspektive in den Ereignissen steht dabei immer im Verdacht
einer Beeinflussung der Erkenntnisse (...)" (Muraitis / von Schlippe 2012:
89f.).

Das heißt also für empirische Forschung aus der Sicht der Theorie sozialer Systeme – auch auf das Projekt der vorliegenden Masterarbeit bezogen –, dass wir die Beobachtungsbindung niemals loswerden. Aufgrund
dieser Tatsache spricht nichts dagegen bzw. ist es sogar wünschenswert,
den Beobachter mit seiner speziellen Art, Unterscheidungen zu treffen,
parallel zum Untersuchungssubjekt in die Untersuchung mit einzubeziehen.

In seiner Monografie „Angst und Methode in den Verhaltenswissenschaften" greift Georges Devereux (1984) diesen Umstand explizit auf. Von
daher scheint hier ein kurzer Exkurs in die Ideen von Devereux sinnvoll,
um das später beschriebene methodische Vorgehen innerhalb des „Versuchs an einer Berufsfachschule für Logopädie" angemessen zu begrün-
den.

2.5.2   Exkurs Devereux – „Angst und Methode in den Verhaltenswissenschaften"

„Je mehr Angst ein Phänomen erregt, desto weniger scheint ein Mensch
in der Lage, es genau zu beobachten, objektiv über es nachzudenken
und angemessene Methoden zu seiner Beschreibung, seinem Verständnis, seiner Kontrolle und Vorhersage zu entwickeln" (Devereux 1984: 25).

Die Neuerung, welche die Psychoanalyse mit sich brachte, war der „me-
thodologische Standpunkt, dass die Hauptaufgabe der Verhaltenswis-
senschaft die Analyse der Auffassung des Menschen von sich selber
sei" (Devereux 1984: 25).

Die affektive Verstrickung des Menschen mit der Erscheinung, die er
untersucht, hindert ihn oft an einer objektiven Einstellung (vgl. ebd.). Je
emotionaler das Verhältnis zum Untersuchungsobjekt, desto verzerrter
sind ggf. die Ansichten dazu. So ist die Einstellung eines beobachtenden

Untersuchers zum Essen beispielsweise höchst wahrscheinlich weitaus weniger prätentiös als seine Einstellung gegenüber Sex.

Entsprechend diesen Feststellungen sind die Verhaltenswissenschaften laut Devereux (1984) weniger wissenschaftlich als die Naturwissenschaften. Als konkrete Gründe dafür führt er zwei Faktoren an: Zum einen sei die emotionale Verstrickung der Menschheit mit der Menschheit größer als die mit materiellen Objekten und zum anderen sei es die Komplexität, die dem Verhalten inhärent ist, sowie die Notwendigkeit, Verhalten chronoholistisch zu verstehen. (vgl. ebd.: 26)

Will man also Verhalten wissenschaftlich erforschen, ist es z.B. notwendig, Verstrickungen des Verhaltenswissenschaftlers mit seinem Untersuchungsobjekt und die aus den Gegenübertragungen resultierenden Realitätsverzerrungen genau zu betrachten. „Denn das größte Hindernis auf dem Wege zu einer wissenschaftlichen Erforschung des Verhaltens ist die ungenügende Berücksichtigung der emotionalen Verstrickung des Untersuchenden mit seinem Material, das er letzten Endes selber ist und das deshalb unvermeidlich Ängste in ihm erregt" (Devereux 1984: 28).

Verbunden damit sollte die Subjektivität des Beobachters und dessen z.T. radikale Einflussnahme auf den Verlauf des beobachteten Ereignisses akzeptiert und ausgewertet werden (vgl. ebd.: 29). Die angeblichen Störungen, die durch die Anwesenheit des Beobachters generiert werden, werden so zu wichtigen Anhaltspunkten einer wissenschaftlichen Erforschung von Verhalten.

2.5.3   *Fazit aus den Überlegungen zur Anwendung von Methoden innerhalb des Versuchs*

Aus den vorangegangen Erläuterungen geht hervor, dass es „die" systemische Forschungsmethode schlechthin nicht gibt.

Da dem Versuch sinnvollerweise eine Forschungssystematik zugrunde gelegt werden sollte, hat sich die Autorin entschieden, in loser Kopplung auf Methoden der qualitativen Sozialforschung (Mayring 2002) zuzugreifen.

Bezogen auf das systemtheoretische Konzept vom Beobachter und auf die Ausführungen bezüglich der Betrachtungsweise von Devereux ist es methodisch in Erwägung zu ziehen, eine Versuchsanordnung zu wählen, in der zwei Personen die Methode „Autopower" durchführen und die Untersucherin der Beratung quasi als ein dritter Beobachter beiwohnt. Ebenso ist es möglich, dass die Forscherin sich im Selbstversuch in der Dyade mit nur einer weiteren Person (Berater) zum Forschungssubjekt macht. In der zweitgenannten Version steht anschließend die selbsteinschließende Reflexion in Verbindung mit der qualitativen Inhaltsanalyse (Mayring 2010) wörtlicher Gesprächstranskripte als Auswertungsmethode im Vordergrund.

In diesem Sinne bzw. der systemischen Tradition folgend, geht es hier (in beiden Fällen) in erster Linie darum, Beobachtungen zweiter Ordnung zu lokalisieren oder herauszufiltern (vgl. dazu auch: Ausführungen zur Methode „Autopower", Kapitel 2.4.3), also Informationen darüber, wie wir unsere Beobachtungen anfertigen. Unsere eigenen Gegenübertragungsreaktionen verdeutlichen sich uns in Form von Resonanzen auf die Beobachtungen des Alter Ego bei der Anwendung der Methode. Die emotionale Verstrickung, die uns ggf. zur Anfrage nach Beratung veranlasst hat, wird durch die Methode „Autopower" möglicherweise gelöst, was ggf. ein schnelleres „Zu- sich-Kommen" und eine Annäherung an die eigenen Erkenntnisprozesse mit sich bringt. Reflektieren bedeutet damit, die eigene Art des Erkennens zu erkennen oder der eigenen Struktur des Erkennens in ihrer Musterhaftigkeit etwas mehr auf die Spur zu kommen, um dann entsprechend zu viableren Handlungsalternativen zu kommen (vgl. Maturana / Varela 2012: 40).

Demnach ist es zunächst wichtig, qualitative Daten in Form von Beobachtungen zweiter Ordnung aufzuspüren. Es lohnt sich, z.B. der Frage nachzugehen, welche Beobachtung zu einem Musterbruch geführt hat. Auf diese Weise soll das mögliche Wirken von „Autopower" sichtbar gemacht werden. Quantitative Daten sollen demgegenüber zunächst in den Hintergrund treten.

Nochmals zu den Settings des Versuchs:

Zunächst hatte die Autorin die Idee, ausschließlich einen eigenen Fall in mehreren aufeinanderfolgenden Durchgängen mit unterschiedlichen Alter Egos zu prozessieren, um sich damit ganz explizit selbst zum Gegenstand der Untersuchung zu machen und ihren Fall nach Möglichkeit in diesem Rahmen zu einem erfolgreichen Ende zu bringen. Im Prozess und auch retrospektiv ließe sich dann ggf. eine Entwicklung der Erkenntnisfähigkeit (und daraus resultierender Schritte) der Autorin in Form von Beobachtungen zweiter Ordnung sichtbar machen.

Da es hier auch darum geht, Beobachtungen darüber anzufertigen, die Aufschluss darüber geben, ob die Methode für die Lehrlogopäden an der Schule geeignet ist bzw. ob sie auf Resonanz stößt, ist sicherlich das Beobachten eines Versuchspärchens mit anschließendem Metalog[11] interessant. Dieses triadische Setting entspricht zudem auch deutlich mehr der traditionellen Wissenschaftstheorie im cartesianischen Sinne.

Aus diesen Gründen hat sich die Autorin dafür entschieden, beide Settings durchzuführen und individuell auszuwerten.

2.5.4   Qualitative Sozialforschung: Ein Definitionsversuch

Eine Trendwende weg vom rein quantitativen Denken hin zu qualitativen Erkenntnismethoden charakterisiert eine grundlegende Veränderung der Sozialwissenschaften in den letzten 10 bis 20 Jahren (vgl. Mayring 2002: 9 ff.). Die Wurzeln qualitativer Forschung reichen allerdings zurück bis in die Antike. Aristoteles (384-322 v. Chr.) wird häufig als der Urvater eines qualitativen Denkens bezeichnet, welches neben deduktiver Beweisführung auch ein induktives Vorgehen in Betracht zieht. Dadurch kann auch Einzelfallanalysen eine Sinnhaftigkeit in der Wissenschaft zugeschrieben werden (vgl. ebd.: 12). Im Gegensatz dazu stehen die Denktraditionen von Galilei (1564-1642) und Descartes (1596-1650), die nach deduktiver Logik auf reine Kausalerklärungen abzielen (vgl. ebd.: 12). Weitere Vorläufer qualitativen Denkens sind Gianbattista Vico (1668-1744) sowie die Hermeneutik. Laut Dilthey (1833-1911) stellt Letztere das Verstehen und Deuten als zentrale Methode der Geisteswissenschaften heraus. Dilthey bezeichnet Hermeneutik und beschreibende Psychologie als Grundpfeiler seiner Geisteswissenschaft. Ausgehend vom Gegenstand stellt er das Erlebnis des seelischen Zusammenhangs in den Vordergrund und nicht vorformulierte Hypothesen (vgl. ebd.: 14).

---

11 Beispiele für Metaloge sind bei Bateson 1983 in Form von Vater-Tochter-Gesprächen zu finden (vgl. Bateson 1983: 32ff.). Bateson definiert den Metalog als ein Gespräch über ein problematisches Thema, wobei die Teilnehmer nicht nur das Problem, sondern auch die Struktur des Gesprächs selbst in den Blick nehmen (vgl. Bateson 1983: 83).

Mayring (2002) hebt im Rahmen der Klärung theoretischer Grundlagen qualitativen Denkens fünf Grundsätze von qualitativen Ansätzen hervor:

„(…) die Forderung stärkerer *Subjektbezogenheit* der Forschung, die Betonung der *Deskription* und der *Interpretation* der Forschungssubjekte, die Forderung, die Subjekte auch in ihrer natürlichen, *alltäglichen* Umgebung (statt im Labor) zu untersuchen, und schließlich die Generalisierung der Ergebnisse als *Verallgemeinerungsprozess* (…)" (ebd.: 19).

Diese qualitativen Grundgedanken stellen keine Alternative zum quantitativen Denken dar; jeder Forschungsprozess soll vielmehr beides enthalten.

Flick, Kardorff und Steinke (2012) betrachten (1) „(…) Soziale Wirklichkeit als gemeinsame Herstellung und Zuschreibung von Bedeutungen (…)" als Grundannahmen qualitativer Forschung. Sie nehmen den (2) „(…) Prozesscharakter und die Reflexivität sozialer Wirklichkeit (…)" in den Fokus und gehen davon aus, dass (3) Objektive Lebensbedingungen durch subjektive Bedeutungen für die Lebenswelt relevant werden. (4) Des Weiteren lässt der „(…) kommunikative Charakter sozialer Wirklichkeit […] die Rekonstruktion von Konstruktionen sozialer Wirklichkeit zum Ansatzpunkt der Forschung werden (…)" (Flick / von Kardorff / Steinke 2012: 22).

Eine Zusammenfassung und knappe Darstellung von Untersuchungsplänen und Verfahren qualitativer Forschung findet sich bei Mayring (2002, 2016) und in Abbildung 4.

Qualitative Designs

- Einzelfallanalyse
- Dokumentanalyse
- Qualitative Evaluation

- Handlungsforschung
- Feldforschung
- Qualitatives Experiment

Qualitative Techniken

Erhebung

- Problemzentriertes Interview
- Narratives Interview

- Gruppendiskussionsverfahren
- Teilnehmende Beobachtung

Aufbereitung

- Wahl der Darstellungsmittel
- Wörtliche Transkription
- Kommentierte Transkription
- Zusammenfassendes Protokoll
- Selektives Protokoll
- Konstruktion deskriptiver Systeme

Auswertung

- Gegenstandsbezogene Theoriebildung
- Phänomenologische Analyse
- Sozialwissenschaftlich-hermeneutische Paraphrase
- Qualitative Inhaltsanalyse
- Objektive Hermeneutik
- Psychoanalyt. Textinterpretation
- Typologische Analyse

Abbildung 4: Untersuchungspläne und Verfahren qualitativer Forschung (S. 134) aus: Philipp Mayring, Einführung in die qualitative Sozialforschung (6. Aufl.) © 2002, 2016 Beltz Verlag in der Verlagsgruppe Beltz · Weinheim Basel

2.5.5 Untersuchungsplan: Qualitatives Experiment

Bei einem Untersuchungsplan handelt es sich um das jeweilige Forschungsdesign. Das Design bestimmt gewissermaßen die formalen Rahmenbedingungen für das Forschungsvorhaben. Mayring (2002) unterscheidet Einzelfallanalyse, Dokumentenanalyse, qualitative Evaluation, Handlungsforschung, Feldforschung und qualitatives Experiment als mögliche qualitative Designs (vgl. hierzu auch Tabelle 5).

Für die vorliegende Masterarbeit wurde das qualitative Experiment als Forschungsdesign ausgewählt. Der Grundgedanke des qualitativen Experiments besteht nicht darin, vorgefertigte Hypothesen zu testen. Vielmehr steht das Aufdecken von Strukturen im Gegenstand im Vordergrund. Durch einen Eingriff in den Gegenstand bzw. dessen Veränderung wird überprüft, was passiert, und man versucht, dadurch Rückschlüsse auf seine strukturelle Beschaffenheit ziehen zu können. Der verändernde Eingriff soll gegenstandsadäquat sein und unter natürlichen Bedingungen stattfinden (vgl. Mayring 2002: 58f.). In Anbetracht des Forschungsinteresses der Autorin scheint diese Art des Untersuchungsplans im weitesten Sinne als passendes Instrument, um den Versuch bzw. das Experiment mit aussagekräftigem Ergebnis durchzuführen.

Das Vorgehen beim qualitativen Experiment orientiert sich an vier Schritten: Deskription des Gegenstandes, experimenteller Eingriff, Deskription des Gegenstandes und Schlussfolgerungen auf seine Struktur. Ggf. müssen die Schritte zwei und drei dabei mehrfach durchlaufen werden.

Die Durchführung qualitativer Experimente ist immer dann angezeigt, wenn es „(…) um die Analyse von Strukturen im Gegenstandsbereich geht, die sich der einfachen Deskription verschließen (...)" (Mayring 2002: 61).

Die Adaption des Konzepts „qualitatives Experiment" für das Forschungsvorhaben im Rahmen der Masterarbeit ist konkret folgendermaßen gedacht: Beim Forschungsgegenstand handelt es sich um den jeweiligen Fall aus der logopädischen Ausbildungssupervision, den die Kollegen bei der Intervison mit der Methode „Autopower" einbringen. Im Ablauf der Methode erfolgt zunächst eine Deskription des Falls vor der kollegialen Fallberatung. Den experimentellen Eingriff stellt die Beratung selbst dar. Die Deskription nach dem experimentellen Eingriff durch „Autopower" umfasst das unter Umständen strukturverändernde Ergebnis der kollegialen Beratung in erster Linie in Form von Beobachtungen zweiter Ordnung. Das heißt, durch das Aufspüren von Beobachtungen zweiter Ordnung im Gesprächstranskript werden einerseits Schlussfolgerungen auf zunächst für den Beobachter erster Ordnung nicht zugängliche Strukturmerkmale hervorgehoben. Diese Strukturmerkmale in Form von Beobachtungen zweiter Ordnung können allerdings zugleich eine Strukturveränderung bewirken, falls diese einen Interventionscharakter haben, was wiederum ebenfalls einen Rückschluss auf die Struktur des Forschungsgegenstandes ermöglicht.

2.5.6   Verfahren qualitativer Analyse

Verfahren qualitativer Analyse dienen der wissenschaftlichen Erkenntnisgewinnung. Sie werden unterschieden in Erhebungstechniken zur Mate-
rialsammlung, Aufbereitungstechniken zur Sicherung und Strukturierung
des Materials und Auswertungstechniken zur Materialanalyse (vgl. Mayring 2002: 65).

2.5.7   Erhebungstechnik: Teilnehmende Beobachtung

Für die vorliegende Arbeit wurde das Erhebungsverfahren „teilnehmende
Beobachtung" gewählt. Der Grundgedanke dieses Verfahrens besteht
darin, eine möglichst große Nähe zwischen Forscher und Forschungsgegenstand herzustellen. Die Innenperspektive der Alltagssituation soll
dabei erschließbar werden.

Beim Ablauf der teilnehmenden Beobachtung werden zunächst die Beobachtungsdimensionen bestimmt bzw. ein Beobachtungsleitfaden erstellt und der Kontakt zum Untersuchungsfeld wird hergestellt. Anschließend wird im Feld im Sinne der teilnehmenden Beobachtung gehandelt.
Feldnotizen und Beobachtungsprotokolle ermöglichen die Schlussaus-
wertung (vgl. ebd.: 83). Die Anwendung teilnehmender Beobachtung ist
indiziert, wenn der Untersuchungsgegenstand in soziale Situationen ein-
gebettet ist, der Gegenstandsbereich von außen nicht leicht einsehbar ist
und die Fragestellung einen eher explorativen Charakter hat (vgl. ebd.:
85).

Im Rahmen der Masterarbeit wird die teilnehmende Beobachtung folgendermaßen verstanden und umgesetzt: Das Herstellen des Kontaktes zum
Untersuchungsfeld ist in diesem Fall relativ einfach, da die Forscherin
Mitglied in der Organisation ist, in der das Experiment durchgeführt und
in unterschiedlichen Settings „teilnehmend beobachtet" wird. Es gilt lediglich Kolleginnen zu gewinnen, die sich am Versuch / Experiment beteili-
gen wollen. Die Beobachtungsdimensionen ergeben sich gewissermaßen
aus den Forschungsfragen und beziehen sich auf Beobachtungen zweiter Ordnung, die Akzeptanz der Methode unter den Kollegen und die
Wirkung der Intervention bzw. das Klären der Frage, ob der Interventi-
onsversuch „Intervision mit Autopower" tatsächlich aufgrund der Tatsache, dass sich dadurch etwas verändert hat – es z.B. zu einem Muster-

bruch gekommen ist – aus systemischer Sicht jeweils als Intervention zu betrachten ist.

2.5.8   Aufbereitungsverfahren: Wörtliche Transkription

„(...) Grundgedanke: Durch wörtliche Transkription wird eine vollständige Texterfassung verbal erhobenen Materials hergestellt, was die Basis für eine ausführliche interpretative Auswertung bietet (...)" (ebd.: 89).

Für das Forschungsvorhaben wurde die Transkriptionstechnik der Übertragung in weitgehend normales Schriftdeutsch verwendet, d.h. die literarische Umschrift gewählt.

2.5.9   Auswertungsmethode: Qualitative Inhaltsanalyse

Die Auswertung des Versuchs bzw. der Materialien aus den Beratungen mit „Autopower" in Form von Transkripten wird in Anlehnung an die qualitative Inhaltsanalyse nach Mayring (2002, 2010) vorgenommen. Der Grundgedanke qualitativer Inhaltsanalyse besteht darin, Texte systematisch zu analysieren. Das Material wird hierbei schrittweise mit theoriegeleitet am Material entwickelten Kategoriensystemen bearbeitet (vgl. Mayring 2002: 114). Bei der qualitativen Inhaltsanalyse werden drei verschiedene Grundformen unterschieden: die Zusammenfassung, die Explikation und die Strukturierung. Für die vorliegende Masterarbeit wurde die Form der Strukturierung gewählt. „(...) Ziel der Analyse ist es [bei der Strukturierung], bestimmte Aspekte aus dem Material herauszufiltern, unter vorher festgelegten Ordnungskriterien einen Querschnitt durch das Material zu legen oder das Material auf Grund bestimmter Kriterien einzuschätzen (...)" (Mayring 2002: 115).

Auch die Strukturierung lässt sich in verschiedene Formen unterteilen: die formale, inhaltliche, typisierende und skalierende Strukturierung (vgl. Mayring 2010: 94). Hier eignet sich aus Sicht der Autorin die inhaltliche Strukturierung am besten, um Material zu bestimmten Themen und Inhaltsbereichen zu extrahieren und zusammenzufassen (vgl. Mayring 2010: 94, 98).

Die Strukturen (Themengebiete und Inhaltsbereiche), die es aus den Transkripten herauszufiltern gilt (Strukturierungsdimensionen), sind –

parallel zu den Beobachtungsdimensionen des vorliegenden qualitativen Experiments – theoriegeleitet entwickelte Kategorien, wie Beobachtungen zweiter Ordnung, der Interventionscharakter des Beratungsgesprächs, der erst dann gegeben ist, wenn die Intervention auch als solche gewirkt hat und die Meinungen der Teilnehmerinnen im Versuch zur Methode selbst. Die Transkripte werden anhand dieser Kategorien bearbeitet. Das Material wird anschließend in Form von Paraphrasen zusammengefasst (vgl. ebd.: 98).

Der Ablauf der (inhaltlich) strukturierenden qualitativen Inhaltsanalyse vollzieht sich entlang des Modells in Abbildung 5 (auf der nächsten Seite).

2.5.10 Schritt 1: Bestimmung der Analyseeinheiten

Die Kodiereinheiten (min.) (content analytical units[12]) für die qualitative Inhaltsanalyse anhand der Transkripte sind Phrasen und Wortsequenzen [phrase or clause (word sequence)]. Als Kontexteinheiten (max.) (context unit) gelten ganze Absätze, die von einem Sprecher realisiert wurden.

2.5.11 Schritte 2 bis 7: Theoriegeleitete Entwicklung der Kategorien

Die Intervison mit „Autopower" ist, wie im Kapitel 2.4.3 beschrieben, gewissermaßen Beobachtung zweiter Ordnung in Aktion. Es sind in erster Linie diese Beobachtungen und Beschreibungen zweiter Ordnung, die es im Rahmen der Analyse herauszufiltern gilt, da diese den Erfolg der Methode („Autopower") im Zusammenhang mit der vorliegenden Untersuchung vordergründig ausmachen.

Um den Theoriebezug hinlänglich zu klären, ist es sinnvoll, nochmals genauer zu definieren, was es aus systemtheoretischer Sicht mit der „Beobachtung" bzw. dem Beobachter auf sich hat, auf den in Kapitel 2.1.6 bereits kurz eingegangen wurde.

---

12   Vgl. hierzu: https://www.qcamap.org/ (zugegriffen am 08.04.2016)

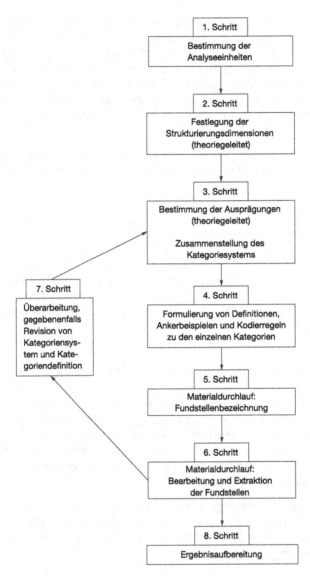

Abbildung 5:   Ablaufmodell strukturierender Inhaltsanalyse (allgemein) (S. 98)
aus: Philipp Mayring, Qualitative Inhaltsanalyse (12. Aufl.)
© 2010, 2015 Beltz Verlag in der Verlagsgruppe Beltz · Weinheim Basel

Heinz von Foerster spricht in diesem Zusammenhang von einer „Kybernetik der Kybernetik" (von Foerster / Pörksen 2016: 114). „(...) Eine Kybernetik erster Ordnung trennt das Subjekt vom Objekt, sie verweist auf eine vermeintlich unabhängige Welt 'da draußen'. Die Kybernetik zweiter Ordnung oder die Kybernetik der Kybernetik ist selbst zirkulär: Man lernt sich als einen Teil der Welt zu verstehen, die man beobachten will. (...) die Referenzen auf eine beobachterunabhängige Welt werden durch Verweise auf die eigene Person ersetzt" (ebd.: 115f.). Kurz gesagt, verlangt die Wahrnehmung der Welt nach einem Menschen, der diese wahrnimmt, sie verlangt nach einem „Beobachter". Beobachtung erster Ordnung spielt sich demnach auf einer Ebene des noch nicht reflektierten Wahrnehmens und Handelns ab, auf der Basis einer bestimmten, dem Bewusstsein an dieser Stelle noch nicht zugänglichen Unterscheidung. Bei der Beobachtung zweiter Ordnung treten erkenntnistheoretische Dimensionen hinzu und machen sichtbar, vor welchem Hintergrund der Beobachter erster Ordnung seine Beobachtung macht. Beobachtung dritter Ordnung würde sich dann der Frage widmen: Was bringt die Beobachtung zweiter Ordnung? (vgl. ebd.: 118)

Beobachtungen zweiter Ordnung stellen somit ein reflexives Element dar. Selbstreflexion wird erst durch Beobachtung zweiter Ordnung ermöglicht.

Beschreibungen erster Ordnung sind z.B. inhaltliche Aussagen im Rahmen einer Fallbeschreibung, sind also Selbstbeschreibungen eines Systems (vgl. Krizanits 2015: 32). Joana Krizanits verdeutlicht Beobachtungen zweiter Ordnung im Kontrast dazu wie in Abbildung 6 dargestellt.

Im Zentrum der Kategorienbildung stehen den vorangegangenen Ausführungen und dem zentralen Wert des Formats „Autopower" gemäß die Beobachtungen zweiter Ordnung, welche sich im Verlauf der jeweiligen Beratungssequenz zeigen. Beobachtungen zweiter Ordnung können sich gemäß Krizanits in Beschreibungen zweiter Ordnung[13] zeigen: „Thesen bzw. Hypothesen zu typischen Abläufen und Mustern in Kommunikationen und Interaktionen, zu Entwicklungsverläufen, typischen Deutungen und Prozessen der Bedeutungsgebung sowie zu neuen Möglichkeits-

---

13 Vgl. dazu Abbildung 6: Beschreibungen zweiter Ordnung. Innerhalb des im Text Türkis (bei der Druckversion hellerem Grauwert) markierten Bereichs finden sich Möglichkeiten für Beschreibungen zweiter Ordnung, welche auf der Basis von Beschreibungen erster Ordnung angefertigt werden.

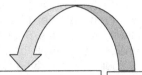

Beobachtungen 1. Ordnung

Definition: Selbstbeobachtungen und Selbstbeschreibungen des Systems, Vorrat an Sinn und Kommunikation

Quellen: Leitdifferenzen, Entwicklungsgeschichte des Systems, Emergenz und Kontingenz, Rekursivität zwischen Selbstbeobachtungen und Selbstbeschreibungen in eigenen Artefakten.

➜ **Beschreibungen 1. Ordnung**
schriftliche Unterlagen und andere Artefakte, Ereignisse und Geschehnisse, Geschichten und Erzählungen, inhaltliche Aussagen in Interviews, Muster in den Aussagen, Kernbegriffe, Metaphern, Dramatisierungen, Strukturen der Organisation, Art der Verbindung der Organisation zu ihrer Umwelt, (die Resonanzen der Berater)

Beobachtungen 2. Ordnung

Definition: selektive Beobachtung von Handlungen und Bedeutungsgebungen des Systems

Quellen: Beschreibungen 1. Ordnung des Systems

➜ **Beschreibungen 2. Ordnung**
Thesen bzw. Hypothesen zu typischen Abläufen und Mustern in Kommunikationen und Interaktionen, zu Entwicklungsverläufen, typischen Deutungen und Prozessen der Bedeutungsgebung sowie zu neuen Möglichkeitsräumen für Deutungs- und Handlungsmuster in einem geänderten Kontext

Beobachtungen 3. Ordnung

Definition: professionale Kriterien, an denen Berater ihre eigenen Wahrnehmungen und Deutungen ausrichten, Gütekriterien qualitativer Sozialforschung

Quellen: Präsenz, differenzierte Wahrnehmung mit Kopf, Herz und Bauch systemische Haltungen und Einstellungen, systemische Perspektiven, systemische Prämissen, Fachkenntnis und Tacit Knowledge, Sozialisation und Lernen in langjährigen Professionalisierungsprozessen.

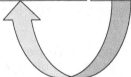

Abbildung 6:   Die begrifflichen Zusammenhänge zwischen Beobachtungen 1., 2. und 3. Ordnung, Krizanits 2015

räumen für Deutungs- und Handlungsmuster in einem geänderten Kontext" (vgl. Abbildung 6, Krizanits 2015). Da Beschreibungen erster Ordnung die Basis für Beschreibungen zweiter Ordnung bilden, werden diese ebenfalls als innerhalb des Forschungsvorhabens relevante Kategorie ausgewählt. Das heißt, Beschreibungen zweiter Ordnung korrespondieren stark mit Beschreibungen erster Ordnung[14] und sind nur auf deren Grundlage ausreichend nachvollziehbar. Die in der vorliegenden Arbeit am Ende des Kapitels tabellarisch dargestellten Beobachtungen erster Ordnung sind immer solche, die mit im Beratungsprozess emergierten Beobachtungen zweiter Ordnung im Zusammenhang stehen. Beschreibungen erster Ordnung in Form „von Ereignissen und Geschehnissen,

---

14 Für die Autorin sind im Rahmen des Experiments vor allem die in Anlehnung an Abbildung 6 im Text rot markierten (bei der Druckversion dunklerem Grauwert) Beschreibungen erster Ordnung relevant, da hier vor allem die verbalen Äußerungen der Gesprächsteilnehmer in Form von Transkripten analysiert werden.

Geschichten und Erzählungen, inhaltlichen Aussagen, Mustern in den Aussagen, Kernbegriffen, Metaphern und Dramatisierungen" (vgl. ebd.), die nicht mit im Textmaterial ersichtlichen Beobachtungen zweiter Ordnung korrespondieren, werden nicht berücksichtigt. In der für die Auswertung vorgesehenen Tabelle werden die entsprechenden Beobachtungen erster und zweiter Ordnung verschiedenen Unterkategorien zugeordnet: Emotion ABSV[15], Verhalten ABSV, Gedanken ABSV und Interpretation des Verhaltens der Schülerin durch ABSV, um eine größere Differenziertheit zu erreichen[16]. Die Beobachtungen können dadurch mit verschiedenen Bereichen menschlichen Erlebens und Handelns in Verbindung gebracht werden, was wiederum eine Auswirkung auf den Interventionscharakter von Beobachtungen zweiter Ordnung haben kann, im Sinne von: „Wenn für den Beratungsnehmer etwas sichtbar wird, das einen Unterschied macht, auf welcher Ebene (Emotionen, Gedanken etc.) zeigt sich dieser und welche Auswirkungen hat dieser wiederum voraussichtlich auf das zukünftige Denken, Fühlen, Handeln ... im vorliegenden Fall?" Das Auftreten der genannten Kategorien wird weniger quantitativ ausgewertet, sondern in erster Linie qualitativ charakterisiert.

Die herausgefilterten Beobachtungen / Beschreibungen werden zusätzlich entsprechend der jeweiligen Definition von Krizanits (vgl. Abbildung 6, rot / türkis markierter Bereich) gekennzeichnet, um sicherzustellen, dass die extrahierten Beobachtungen erster und zweiter Ordnung auch einem der per definitionem festgelegten Merkmale von Beobachtungen erster und zweiter Ordnung entsprechen (s. Tabelle 5).

Auf die Formulierung von Ankerbeispielen wird aufgrund der Überschaubarkeit des Materials und der Spezifikation in der Theoriegeleitetheit der Kategorien vor dem Hintergrund systemischer Organisationsberatung (Krizanits 2015) an dieser Stelle verzichtet. Vielmehr handelt es sich bei der tabellarischen Auswertung selbst um ein Set von Ankerbeispielen in Form von reduzierten Aussagen der Beratungsteilnehmer in den Transkripten.

Im Rahmen der „Materialdurchläufe" wurden die Fundstellen bezeichnet bzw. markiert und das Kategoriensystem unter Hinzuziehung von Fachliteratur (Mayring 2010, Krizanits 2015) mehrfach revidiert, bis die eben

---

15   Die Abkürzung ABSV steht hier für den Ausbildungssupervisor.
16   Vgl. Einleitung S. 5 : 1. Richtung der Analyse.

Tabelle 5: Eigene Darstellung in Anlehnung an Krizanits (2015)

Beschreibungen erster Ordnung	Beschreibungen zweiter Ordnung
Ereignisse und Geschehnisse: (E)	Thesen bzw. Hypothesen zu ...
Geschichten und Erzählungen: (G)	... typischen Abläufen und Mustern in Kommunikationen und Interaktionen: (A)
inhaltliche Aussagen in Interviews / dem Beratungsgespräch: (I)	... zu Entwicklungsverläufen: (E)
Muster in den Aussagen: (Mu)	... typischen Deutungen und Prozessen der Bedeutungsgebung: (D)
Kernbegriffe: (K)	... neuen Möglichkeitsräumen für Deutungs- und Handlungsmuster in einem geänderten Kontext: (Mö)
Metaphern: (Me)	
Dramatisierungen: (D)	

beschriebene Form festgelegt werden konnte. Die Markierung[17] der Textstellen ersetzt hier die Extraktion, welche mit dem Computerprogramm QCAmap[18] durchaus auf eine komfortable Weise möglich gewesen wäre. Eine sehr detaillierte Analyse hätte den zeitlichen Rahmen der vorliegenden Masterarbeit deutlich gesprengt, zumal hier der empirische Teil eines von insgesamt vier in etwa ähnlich gewichteten Kapiteln im Hauptteil ausmacht (vgl. dazu auch Fazit / Schlussfolgerung und Ausblick).

---

17 Legende: Für die Markierung der verschiedenen Beobachtungskategorien werden folgende Farben / Grauwerte verwendet: Beobachtungen erster Ordnung, Beobachtungen zweiter Ordnung. Vgl. dazu auch Fußnote 13 + 14
18 Qualitative Content Analysis Programm © Prof. Dr. Philipp Mayring and Dr. Thomas Fenzl.

2.5.12 Schritte 8 bis 10: Aufbereitung des Materials für die anschließende Darstellung der Ergebnisse

Die Kernaussagen in den Transkripten, welche Beobachtungen erster und zweiter Ordnung betreffen, wurden im Einzelnen knapp zusammengefasst und einander in Tabellenform gegenübergestellt.

Die Tabellen sind der Nachvollziehbarkeit halber zusätzlich durch einen knappen Überblick zum jeweiligen Fall ergänzt bzw. enthalten einen Hinweis zur entsprechenden Textstelle innerhalb der Arbeit, an der das Material aufzufinden ist. Beim Selbstversuch wird weiterhin eine kurze Reflexion der Autorin am Ende der Tabelle angeführt, welche sich nicht explizit auf Textmaterial bezieht. Hierdurch sollen weiterführende Überlegungen der Autorin zum Selbstversuch transparent gemacht werden.

2.5.13 Darstellung der Ergebnisse

2.5.13.1 Das Prozessieren eines Falls mit „Autopower": Die Autorin (C) im Selbstversuch (Dyade)

Perspektivenwechsel in Aktion durch „Autopower" Versuch 1
Ausführliche Fallbeschreibung / Instruktion zu (α) + Versuch 1 vgl. Anhang S. III-XII

Paraphrasierung elementarer Aspekte zum Fall:
Eine von C innerhalb der ABSV betreute Therapie läuft nicht sehr zielführend. Das Konzept wurde vom Therapeuten (X) unpassend gewählt. Die Kommunikation zwischen X, dem Patienten und C ist verwickelt, wozu X durch ausweichendes und vermeidendes Verhalten maßgeblich beiträgt. Die notwendigen Formalia im Hintergrund der Therapie (Aktenführung...) werden von X nicht ausreichend eingehalten. C ist ratlos, da keine Intervention im Rahmen der ABSV zu fruchten scheint.

Tabelle 6:　Kernaussagen Versuch 1 (eigene Darstellung)

Beschreibungen erster Ordnung	Beschreibungen zweiter Ordnung
Emotion C: Leere, Panik, Verwirrtheit, „bei mir im Kopf ist erst mal gar nichts" **(Mu)** / **(K)** / **(D)** / **(I)**	**Emotion C:** angebracht wäre da im Normalfall vielleicht eher Ärger / Wut **(Mö)**
Verhalten C: Laisser-faire in Ermangelung von griffigen Ideen **(Mu)** / **(K)** / **(I)**	**Verhalten C:** für Klarheit sorgen unter dem Motto: „So geht's nicht mehr weiter." → Panik in produktiven Ärger umsetzen **(Mö)**
Interpretation des Verhaltens des Studenten durch C: respektlos, wurstig **(Mu)** / **(D)** / **(I)**	**Interpretation des Verhaltens des Studenten durch C:** Sorge oder Angst, es nicht zu schaffen; Vermeidung aus Angst vor Misserfolg **(Mö)**
Gedanken C: „Meiner Meinung nach sollte die Therapie transfergeleiteter laufen." **(I)** X nimmt seine Rolle als Therapeut nicht ein. **(D)** / **(I)** Die Akte *muss* gut geführt werden. **(K)** / **(D)** / **(I)**	**Gedanken C:** das kategorisch gedachte *Muss* rausnehmen und den Studenten an einem konkreten Verbleib mitentscheiden lassen (z.B. via Vertragsarbeit) **(Mö)**

Vorläufiges Fazit zu den Beobachtungen zweiter Ordnung / Hypothesen:

Bei der Verwirrtheit (Hilflosigkeit) und der Panik, die sich vordergründig bei C im Supervisionsprozess mit dem Studenten eingestellt hatte, handelte es sich möglicherweise um eine projektive Identifikation, d.h. die Ausbildungssupervisorin empfindet die Verwirrtheit stellvertretend für den Supervisanden. → Lösungsmöglichkeit: Spiegeln, Containment bzw. o.g. Beobachtungen zweiter Ordnung in sinnvolle Handlungen umsetzen. Weiteres Prozessieren des Falls wird für sinnvoll erachtet, um noch mehr Perspektivenvielfalt im Hinblick auf neu entstehende Fragen zu erhalten.

Anmerkungen zur Tabelle: Bei der Zuordnung der Beschreibungen erster Ordnung zu den einzelnen Unterkategorien (vgl. Tab. 6), sind aus Sicht der Autorin / VL mehrere Unterkategorien für jeweils eine Beschreibung sinnvoll (z.B. **(Mu)** / **(K)** / **(D)**), zumal eine klare Abgrenzung nicht möglich erscheint. So kann beispielsweise die Beschreibung erster Ordnung: „respektlos, wurstig" gleichzeitig ein Muster im Verhalten von C sein oder eine Dramatisierung des Verhaltens des Therapeuten, gleichzeitig aber auch einfach nur eine inhaltliche Aussage. Die Zuordnung dieser Unterkategorien ist von der subjektiven Unterscheidung von C abhängig. Die Beschreibungen zweiter Ordnung werden sämtlich als „neue Möglichkeitsräume für Deutungs- und Handlungsmuster in einem geänderten Kontext" [(Mö)] charakterisiert. Die Autorin / VL, die im Versuch gleichzeitig Fallgeberin war, reflektiert für sich im Anschluss weitere Möglichkeiten (vgl. Seite 42: Vorläufiges Fazit ...)

Perspektivenwechsel in Aktion durch „Autopower" Versuch 3

Vgl. Fallbeschreibung / Instruktion zu (χ) + Versuch 3 im Anhang S. XVIII-X und Tabelle 9

Anmerkungen zur Tabelle: Es fällt auf, dass zur Differenzierung der Beschreibungen erster Ordnung in allen Fällen Unterkategorie (I) gewählt wurde. Eventuell ist dies darauf zurückzuführen, dass der Fall durch die erste Beratung (Versuch 1) schon auf den Weg gebracht wurde. Bei den Beschreibungen zweiter Ordnung ist wiederum die Unterkategorie (Mö) konstant vertreten, mit Ausnahme einer Mehrfachbezeichnung: (D) / (Mö). Teilnehmerin C im Versuch hat am Ende der zweiten, zeitlich versetzten Beratung zum gleichen Fall den Eindruck, durch die in den Beratungssequenzen emergierten Beobachtungen zweiter Ordnung zu neuen, für sie sinnvollen Deutungs- und Handlungsoptionen gelangt zu sein, die einen Bruch mit ihren bisherigen Handlungsmustern wahrscheinlich erscheinen lassen.

Fazit zu Versuch 1 und 3 „Autopower" im Selbstversuch: „Das Prozessieren eines Falls in zwei zeitlich versetzten Beratungen": Innerhalb der Beratungssequenzen konnten zahlreiche Beobachtungen zweiter Ordnung in Aktion gesetzt und im Rahmen der Arbeit mit den Transkripten herausgefiltert / identifiziert werden. C konnte ihren Fall anschließend erfolgreich zum Abschluss bringen.

Zum Teil lässt sich dies aus ihrer Sicht mit den gewonnenen Beobachtungen zweiter Ordnung in Verbindung bringen. Wirkung entfalteten hier aus ihrer Sicht in erster Linie die aus der zweiten Beratung gewonnenen Beobachtungen zweiter Ordnung, und zwar in voller Bandbreite. Das Prozessieren des Falles in zwei Durchgängen wurde aufgrund seiner eher komplexen Beschaffenheit als sinnvoll wahrgenommen.

Tabelle 7: Kernaussagen Versuch 3 (eigene Darstellung)

Beschreibungen erster Ordnung	Beschreibungen zweiter Ordnung
Verhalten C: Ich mache Vorschläge, die aber nicht umgesetzt werden. **(I)**	**Verhalten / Gedanken C:** →
	Der Student handelt sehr eigenständig (Ressource). **(Mö)**
	Das könnte man für die Supervision nutzen. **(Mö)**
	Der Student möchte selbst Entdecker in seinem Lernprozess sein. **(Mö)**
	sich evtl. mehr Zeit für ihn nehmen, um ihn dabei zu begleiten **(Mö)**
Gedanken C: Der Student hat Angst vor Kritik. **(I)**	**Gedanken / Verhalten C:**
	Der Student möchte so gesehen und angenommen werden, wie er ist. Daher ist er durch Kritik sehr stark kränkbar. **(D) / (Mö)**
	Der Student bekommt möglicherweise ein positiveres Bild von sich selbst, wenn C ihn in dem anerkennt, was er schon gut macht. **(Mö)**
Gedanken C: Ich möchte dem Studenten etwas anbieten, was er auch effektiv umsetzen kann. **(I)**	**Verhalten / Gedanken C:**
	an dem anknüpfen, was der Student schon gut macht **(Mö)**
	dem Studenten etwas zutrauen **(Mö)**
	Wenn ich meine Sicht da ändere, kann ich ihm auch anders begegnen. **(Mö)**
	Dem Studenten die Notwendigkeit, etwas an der Therapie zu verändern, selber entdecken lassen und dabei als Lernbegleiterin fungieren (C) **(Mö)**

Beschreibungen erster Ordnung	Beschreibungen zweiter Ordnung
Gedanken C: Die Probleme des Studenten liegen sowohl auf der inhaltlichen als auch auf der formalen Ebene. Man denkt von ihm erst mal, der hat was auf dem Kasten, und dann fällt das Gebäude in sich zusammen und es kommt nichts mehr, d.h. er schreibt dann keine oder nur sehr ungenaue Pläne. **(I)**	**Verhalten C:** Trennen von Inhaltlichem und Formalem (Aktenführung / Pläne schreiben). Die Therapiepläne als reine Formalität abhaken und das nicht so sehr in seine therapeutische Entwicklung mit hineinnehmen. **(Mö)**

Bei den Supervisionsbesprechungen berücksichtigte C die gewonnenen Erkenntnisse aus Versuch 3. Der Student bekam am Ende für die Behandlung des Patienten im Rahmen eines Leistungsnachweises eine sehr gute Bewertung.

Emotionen, Verhalten, Interpretationen und Gedanken der Autorin, die unter den Beschreibungen erster Ordnung in Tabelle 7 angeführt wurden, traten nicht mehr ein.

Offen bleibt die Frage, wie weitreichend die plötzlich aufgetretene Eigeninitiative des Therapeuten in Bezug auf den zu erbringenden Leistungsnachweis zum Wandel beigetragen hat. Die Autorin geht davon aus, dass die Effekte der Beratung und das Verhalten des Therapeuten sich gegenseitig positiv ergänzt haben.

Die Autorin kann allerdings mit Sicherheit sagen, dass die Beratungen zu einer deutlichen Entspannung auf ihrer Seite bezüglich des Falles beigetragen haben. → Die herausgefilterten maßgeblichen Beobachtungen zweiter Ordnung im Beratungsprozess hatten Interventionscharakter.

2.5.13.2   Intervision mit „Autopower": Die Autorin als Beobachterin der Kolleginnen A und B (Triade)

Perspektivenwechsel in Aktion durch „Autopower" Versuch 2

Vgl. Fallbeschreibung / Instruktion zu (β) + Versuch 2 im Anhang S. XII-XVIII

Paraphrasierung elementarer Aspekte zum Fall:

Paraphrasierung / Reduktion der Beschreibung erster Ordnung : Ein Supervisand (Y) von A wirkt auf A in einer Therapie, die er durchführt, seinem von A als herausfordernd wahrgenommenen Patienten gegenüber konstant genervt, jedoch reflektiert der Supervisand dies in keiner Weise. Im Gegenteil, er spricht in der Nachbesprechung / Reflexion fröhlich und unkritisch über den Verlauf seiner Therapie. A hat es bisher nicht geschafft, das Thema Y gegenüber anzusprechen. Sie ist sich ihrer Wahrnehmung in Bezug auf die Genervtheit des Supervisanden sehr unsicher, da dieser sich von der Selbstwahrnehmung des Supervisanden stark zu unterscheiden scheint. Problem auf „Ebene 2" (Kapitel 2.3.4.2.2)

Wie kommt es zu dieser starken Verunsicherung von A und damit der Stagnation des Supervisionsprozesses? S. Tabelle 8.

Vorläufiges Fazit zu den Beobachtungen zweiter Ordnung / Hypothesen von A:

A nimmt sich vor, den ersten Schritt „Die personale Brille ab- und die fachliche Brille aufsetzen" zum nächstmöglichen Zeitpunkt umzusetzen und anschließend zu entscheiden, wie sie weiter verfahren möchte (Schritt 2 in einem Follow-up-Gespräch ...).

Anmerkungen zur Tabelle: Die Charakterisierungen der Beschreibungen zweiter Ordnung fallen hier variationsreicher aus als bei den vorangegangenen Versuchen.(Mö) ist hier nicht bei allen Beobachtungen zweiter Ordnung vertreten, d.h., es wird auch mit anderen Hypothesen gearbeitet als solchen, die auf eine Erweiterung des Möglichkeitsspektrums abzielen.

Fazit zu Versuch 2: Auch hier konnten einige für die Beratungsnehmerin relevante Beobachtungen zweiter Ordnung extrahiert werden. A hat ihr Vorhaben umgesetzt, den Fokus von der personalen auf die fachliche Ebene zu lenken, und konnte ihren Fall so erfolgreich und ohne weiteren, auf das Problem bezogenen Gesprächsbedarf zum Abschluss bringen. Sie bringt das erfolgreiche Lösen ihres Problems – wie sie in einem Follow-up-Gespräch mitteilt – eindeutig mit der Durchführung der Intervision unter Verwendung der Methode „Autopower" in Verbindung. Insofern hatten auch hier die herausgefilterten Beobachtungen zweiter Ordnung Interventionscharakter.

Tabelle 8: Kernaussagen Versuch 2 (eigene Darstellung)

Beschreibungen erster Ordnung	Beschreibungen zweiter Ordnung
Gedanken A: Supervisand Y wirkt in der Therapie konstant genervt von seinem Patienten. **(K) / (I)**	**Gedanken / Emotionen A:** A verortet dieses Thema möglicherweise auf einer sehr persönlichen Ebene. Sie (A) hört mit einem „großen Ohr" auf den genervten Unterton und betont diesen Aspekt für sich damit sehr stark. **(D)**
Verhalten Y: Im Supervisionsgespräch reflektiert Y dies in keiner Weise. Er spricht über die Therapie eher fröhlich und unkritisch. **(I) / (E)**	**Verhalten A:** Bei der Fortsetzung des ABSV-Prozesses in einem ersten Schritt den Blick von der personalen auf die fachliche Kompetenz lenken. Intervention durch veränderte Fokussetzung in der Ausbildungssupervision durch A. **(Mö)**
Verhalten A: A hat das Thema Y gegenüber bisher noch nicht angesprochen, d.h., sie kommt nicht ins Handeln. **(I) / (E)**	**Gedanken / Emotionen A:** Bei direkter Ansprache der Thematik sind evtl. Konflikte zu erwarten (**Anm.:** Was die Passivität von A erklären könnte). **(A) / (E)**
Emotionen A: A ist sich ihrer Wahrnehmung im Hinblick auf den geschilderten Fall sehr unsicher. **(K) / (Mu) / (I)**	**Verhalten A:** Handlungsschritte: 1. die personale Brille ab- und die fachliche aufsetzen. Wo läuft die Therapie nicht effektiv und wie kann die Therapeutin das durch konkret fachliches Vorgehen verändern? 2. Evtl. in der darauffolgenden Supervision das „genervt wirken" ansprechen, falls es dann noch relevant sein sollte. **(Mö)**
Gedanken A: A's Wahrnehmung scheint sich von Y's stark zu unterscheiden. **(I) / (K)**	

Insgesamt gesehen konnte die Fragestellung, die im Rahmen der theoriegeleiteten Differenzierung der Fragestellung in der Einleitung entwickelt wurde[19], durch die tabellarische Darstellung[20] der herausgefilterten Beobachtungen erster und zweiter Ordnung als beantwortet betrachtet werden. Die Tabellen enthalten Informationen darüber, welche aus Sicht des Beratungsnehmers subjektiv relevanten Beobachtungen zweiter

---

19   Vgl. Einleitung S. 5: 2. Theoriegeleitete Differenzierung der Fragestellung
20   Vgl. Tabellen 7-9

Ordnung eine maßgebliche Auswirkung auf die weitere Entwicklung im jeweiligen Fall haben bzw. zu einem Musterbruch oder zu einer Lösung in den ggf. festgefahrenen Situationen führen.[21]

Im nun folgenden dritten und letzten Kapitel der Masterarbeit soll ein Fazit gezogen werden, indem die Ergebnisse der Arbeit nochmals einer genauen Betrachtung und Auswertung unterzogen werden.

---

21   Vgl. Einleitung S. 5 letzter Absatz.

3 Fazit und Ausblick

3.1 Beantwortung der Kernfragen

3.1.1 Wirkt „Autopower" im Kontext der Untersuchung?

Im Rahmen der drei Versuche mit „Autopower" konnte bestätigt werden, dass sich im Anschluss an die Beratung signifikante Veränderungen hinsichtlich der jeweiligen Sicht auf den Fall bzw. den Umgang damit einstellen. Es hat sich also jeweils ein Unterschied gezeigt, der einen Unterschied macht (vgl. Bateson 1983: 580ff.).

3.1.2 Wie wirkt Intervision mit „Autopower"? Welches sind die grundlegenden Aspekte im Hinblick auf potenzielle Wirkfaktoren?

Es hat sich gezeigt– wie auch anhand der Beschreibung der Methode (vgl. Kapitel 2.4.3) zu vermuten ist –, dass im Zuge des Rollenwechsels zahlreiche Beobachtungen bzw. Beschreibungen zweiter Ordnung generiert wurden (vgl. dazu: Kapitel 2.5.13.2). Vielfach erfolgte dies in Form von „Thesen bzw. Hypothesen zu neuen Möglichkeitsräumen für Deutungs- und Handlungsmuster in einem geänderten Kontext" (vgl. Krizanits 2015: 44). Die dem jeweiligen Beratungsnehmer auf diese Weise leichter zugänglich gemachten, subjektiv bedeutsamen Beobachtungen zweiter Ordnung konnten im Nachhinein als Interventionen identifiziert werden, zumal sie eine Wirkung entfalteten.

3.1.3 Auf welchen Ebenen bringt die Intervision mit „Autopower" im gegebenen Kontext einen Nutzen?

In Bezug auf die drei Hauptkategorien von personenbezogenen Wirkungen kollegialer Beratung nach Tietze (2010) konnten im Rahmen des Versuchs deutliche Effekte bei der Lösung berufsbezogener Probleme beobachtet werden: Im Rahmen von Versuch 2 konnte ein eindeutiger

© Springer Fachmedien Wiesbaden GmbH, ein Teil von Springer Nature 2019
A. Herbach, *Systemische Intervision für den Alltagsgebrauch*, Best of Therapie,
https://doi.org/10.1007/978-3-658-24307-4_3

Zusammenhang zwischen in der Beratungssequenz generierten Beobachtungen zweiter Ordnung und der erfolgreichen Lösung des Falls hergestellt werden. Ebenfalls vermuten lässt sich eine Auswirkung der Methode auf berufliche Handlungskompetenzen, zumal in allen eingebrachten Fällen Muster der Fallgeberinnen im Vordergrund standen, die im gegebenen Rahmen durchbrochen werden konnten. Dies lässt eine dauerhaft positive Beeinflussung der Handlungsmuster in Richtung von viableren Verhaltensweisen vermuten, was einen Kompetenzgewinn nahelegt. Eine Auswirkung auf berufliche Beanspruchungen ist ebenfalls punktuell beobachtbar, zumal sich die Fallgeberinnen im Anschluss an die Beratungssequenzen deutlich entlastet fühlten.

3.1.4   *Ist die inhaltlich strukturierende qualitative Inhaltsanalyse ein geeignetes Instrument, um diesen Fragen nachzugehen?*

Im Nachhinein betrachtet erscheint die inhaltlich strukturierende qualitative Inhaltsanalyse der Autorin der vorliegenden Arbeit als ein geeignetes Instrument, um die aus der Sicht systemischer Forschung relevanten Beobachtungen zweiter Ordnung herauszufiltern und einen Zusammenhang mit dem Nutzen herzustellen, der sich aus der Wirkung der Intervention ergibt. Indem Beobachtungen erster Ordnung mit subjektiv an Relevanz gewinnenden Beobachtungen zweiter Ordnung verknüpft wurden, konnten Letztere identifiziert und in einen inhaltlichen Zusammenhang gebracht werden. Die Identifikation von Beobachtungen zweiter Ordnung wurde anhand folgender Schritte ermöglicht: a) Ermittlung von Beobachtungen erster Ordnung (= erste Hauptkategorie) als Basis, auf der die Beobachtungen zweiter Ordnung aufbauen. b) Ermittlung von mit den entsprechenden Beobachtungen erster Ordnung korrespondierenden Beobachtungen zweiter Ordnung (= zweite Hauptkategorie). c) Erstellung von Unterkategorien, um sicherzustellen, dass es sich auf der Basis der Theorie tatsächlich jeweils um Beobachtungen erster und zweiter Ordnung nach Krizanits (2015) handelt, und um weitere qualitative Auswertungsmöglichkeiten zu eröffnen.

*3.1.5   Wie wird „Autopower" von den am Versuch teilnehmenden
         Kollegen angenommen und unter welchen Umständen wäre
         eine Implementierung von Intervision innerhalb der Organisation
         im Sinne einer Entscheidungsprämisse zweckmäßig?*

Die Frage nach der Akzeptanz der Methode „Autopower" unter den teilnehmenden Kollegen und denen, die Interesse am Versuch gezeigt haben, wird zum einen anhand der gelb markierten Bereiche der transkri-
bierten Metaloge aus den drei Versuchen beantwortet. Hinzu kommen
weitere Beratungen mit „Autopower" im Kontext der Berufsfachschule
für Logopädie Würzburg, zu denen sich die Autorin informell Notizen
gemacht hat, die aber nicht in die qualitative Auswertung bezüglich Beobachtungen zweiter Ordnung mit einbezogen wurden, sofern Meinungen
zur Methode im Anschluss an die Beratungen geäußert wurden. (→ vgl.
Tabellen 9 und 10)

Wie sich der Zusammenstellung von Äußerungen in Tabelle 10 entneh-
men lässt, stößt die Methode bei allen beteiligten Kolleginnen durchaus
auf Interesse. Die meist als hilfreich empfundenen Ergebnisse aus der
Beratung, die sich qualitativ von den Ergebnissen der eingangs erwähnten Tür-und-Angel-Gespräche unterscheiden, werden damit offenbar gut
angenommen. Auch werden die Methode selbst und die neuen Anforderungen bzw. Herausforderungen, die damit verbunden sind, scheinbar
interessiert reflektiert, wenngleich zweimal ein deutliches *„Aber"* zu ver-
nehmen war. Das heißt, so hilfreich die Methode auch zu sein scheint:
Auf lieb gewonnene Gewohnheiten wie „Auskotzen" und „Ratschläge
erteilen und bekommen" möchte man offenbar nicht ganz verzichten.

Fazit zur Annahme der Methode durch die Kollegen: Die Methode
wird gut angenommen und wird als zielführender als die reinen „Tür-und-
Angel-Gespräche"[22] wahrgenommen, es sollte aber auch Raum für individuelle Vorstellungen vom Umgang mit Problemen geben (vgl. „Aber").

In einem Gespräch mit der Geschäftsführung der Caritas-Schulen
gGmbH – dem Träger der Berufsfachschule für Logopädie Würzburg –, in
dem das Thema Intervision kurz gestreift wurde, wurde ebenfalls Interesse signalisiert, kollegiale Beratung und Supervision für Schulleiter ggf.
auszuprobieren und evtl. – sofern ein realisierbares Konzept angeboten
wird – zu implementieren.

---

22   Vgl. Kapitel 1.1: 1.

Tabelle 9: Meinungen zu Autopower I (eigene Darstellung)

Kollegin	Meinungen / Stellungnahmen zur Methode „Autopower"
A bereits bekannt (s.o.)	Also so in die Rolle reingehen ging relativ schnell.
	Also ich denke, es ist ganz, ganz sinnvoll, einfach da noch mal ähm, den anderen mitdenken, mitempfinden zu lassen, um sich da dann vielleicht andere Blickwinkel zu holen, die man vorher vielleicht gar nicht hatte.
	Mensch, der andere hat die Idee ähm, die hab' ich noch gar nicht im Blick gehabt, probiere ich mal aus.
	Das finde ich gar nicht so einfach. Also ganz in der Rolle zu bleiben und in dieser Distanz zu bleiben.
	Ich könnte mir vorstellen, dass das so für den Anfang für mich leichter wäre, wenn das zwei andere machen und ich ganz von außen zugucke.
	Hm, das habe ich auch kurz überlegt, dass ich das ganz wertvoll finde im Gegensatz zu – also ich merk das manchmal, dass ich dann zu euch oder zu jemand anderem dann komme, um mich auszukotzen …
B bereits bekannt (s.o.)	Ich war zwischendurch auch so 'n bisschen irritiert, weil ich dachte: Wie viel A bin ich? Ich bin doch sehr B.
	Da sollte ich ja eigentlich mehr in A drinbleiben, aber das war schwer, fand ich schwer, da nicht zu sehr einmal inhaltlich B zu werden, aber auch inhaltlich von der Rolle her B auszublenden, die ja den Anspruch hat, der A zu helfen.
	Das hat mich dann manchmal in eine andere Richtung auch vom Denken her gebracht und hat mich aber auch in der Komplexität hatte ich das Gefühl, dass ich ein bisschen schwerfälliger denke.
	Ne, hab' ich bisher noch nie in diese Tiefe hinein gedacht.
	Ja, also das hab' ich nämlich also für mich … so 'ne Lösung oder so 'n Lösungsansatz hatte, hab' ich nicht gedacht: Eigentlich so naheliegend …

Kollegin	Meinungen / Stellungnahmen zur Methode „Autopower"
	Also hatte ich wirklich in dem Moment das Gefühl, eigentlich ist es so naheliegend, aber wenn man tatsächlich nicht so differenziert drüber nachdenkt und sich auch so gezielt mit der Frage jetzt beschäftigt und …
	… dann wär' ich da nie drauf gekommen und das ist ja der Trick dabei
	… und weil es ist ja auch der zweite, du hast ja jetzt nicht Nummer 1 geschildert, sondern du hast schon geschildert, was das jetzt noch als Zweites … also das allein macht's ja schon komplexer …
	Aber: einfach mal nur auskotzen für die Psychohygiene ohne Methode muss auch mal sein. Da möchte ich nicht drauf verzichten müssen.

Tabelle 10: Meinungen zu Autopower II (*eigene Darstellung*)

Kollegin	Meinungen / Stellungnahmen zur Methode „Autopower"
D ohne spezielle Kenntnisse zum Thema Beratung	Also, es gab zwei Punkte, auf die ich von alleine nicht gekommen wäre.
	Ich fand es also schon ganz hilfreich so weit.
	Aber: erst mal war ich völlig irritiert, weil ich hatte gedacht, ich bekomme hier Ratschläge, und dann war das Beratungsgespräch in Verbindung mit der Methode gar nicht so, wie ich mir eine Beratung vorgestellt habe.
E ohne spezielle Kenntnisse zum Thema Beratung	Ich fand die Methode gerade super, jetzt habe ich mehr Perspektivenvielfalt.
	Und die Lösungsoptionen, die hier zum Tragen gekommen sind, finde ich auch sehr hilfreich, ich werde das gleich im nächsten Unterricht mal ausprobieren.

Fazit zur Zweckmäßigkeit der Implementierung von Intervision als Entscheidungsprämisse: Da die Methode „Autopower" offenbar gut angenommen wird, scheint es sinnvoll, das Thema Intervison langfristig im Auge zu behalten, zumal sie einen persönlichen Nutzen für die Teilnehmenden mit sich bringt, der ggf. weitreichender ist als das bisherige konventionelle Vorgehen (Ratschläge erteilen ...). Für den Betrieb stellt Intervision / kollegiale Beratung eine kostengünstige Alternative zur Supervision dar. Da die Schule, insbesondere aber die Schulleitung im Rahmen des Change-Prozesses (vgl. Kapitel 2.3.4.3) gerade mit vielen rein organisatorischen Details befasst ist und diese sehr viel Zeit und Energie binden, ist es evtl. sinnvoll, das Thema „Implementierung von kollegialer Beratung" zunächst zurückzustellen und zu einem anderen Zeitpunkt vertiefend mit allen Mitarbeitern zu diskutieren, um anschließend eine Entscheidung dazu zu treffen.

3.2 Kritik, Beurteilung, Reflexion der eigenen Ergebnisse

Die Autorin der vorliegenden Masterarbeit ist aus ihrer Sicht im Zusammenhang mit der Bearbeitung des Themas zu hilfreichen Ergebnissen gekommen, welche zum einen die Forschungsergebnisse von Tietze (2010) bestätigen, diese zusätzlich qualitativ untermauern und um systemische Aspekte erweitern. Für die Autorin ist es zudem fruchtbar, in Erfahrung gebracht zu haben, dass die im Rahmen des Versuchs angewandte Methode innerhalb der Organisation auf Resonanz stößt, hier also eine Weiterentwicklung im Sinne von Organisationsentwicklung denkbar ist.

Die Durchführung der Methode „Autopower" im Selbstversuch empfand die Autorin als für ihr eigenes Beratungsanliegen durchaus sinnvoll. Ergebnisse in Form von Beobachtungen zweiter Ordnung konnten hier ebenfalls ermittelt werden. Im Nachhinein betrachtet, wäre die Versuchsanordnung mit einer Beobachterin und zwei Teilnehmerinnen möglicherweise zweckmäßiger, um etwas mehr Abstand zum Forschungsgegenstand zu gewinnen. Obwohl der Selbstversuch nicht gegen das systemische Forschungsparadigma verstößt, würde die Autorin aus diesem Grund für weiterführende Untersuchungen zum gleichen Thema bevorzugt in der reinen Beobachterposition bleiben, um anschließend einen klareren Blick auf das Ergebnis zu haben.

Die Beobachtungen zweiter Ordnung, die es vordergründig herauszufiltern galt, um damit den potenziellen Wirkfaktor von „Autopower" zu extrahieren bzw. zu *markieren,* wurden in Unterkategorien zergliedert. Das Aufteilen in Unterkategorien hatte vordergründig den Zweck, die Beobachtungen zweiter Ordnung überhaupt als solche eindeutig identifizieren zu können. Dennoch bleibt an dieser Stelle unklar, wie die Auftretenshäufigkeit der einzelnen Unterkategorien zu bewerten ist, bzw. es wird nicht weiter der Frage nachgegangen, worauf die jeweilige Unterkategorie jeweils im Einzelnen schließen lassen könnte. Bestenfalls lassen sich daraus weiterführende Forschungsfragen entwickeln.

Evtl. wäre es auch sinnvoll, unter Verwendung eines PC-Programms quantitative Aspekte der Untersuchung klarer herauszuarbeiten und entsprechende Schlüsse daraus zu ziehen.

Wenn der Implementierungsaspekt noch etwas mehr im Vordergrund hätte stehen sollen, wäre es vielleicht zweckmäßig gewesen, noch mehr Personen in die Untersuchung einzubeziehen und die Akzeptanz der Methode mittels eines Fragebogens auszuwerten. Insgesamt wurden zu Beginn einige sehr unterschiedliche Forschungsfragen formuliert, deren Beantwortung ein recht komplexes Vorgehen voraussetzte. Ein detaillierteres Vorgehen wäre im Einzelnen vielleicht sinnvoll gewesen, hätte den Rahmen dieser Masterarbeit allerdings vermutlich noch deutlicher gesprengt.

Als Gütekriterien für die qualitative Forschung vor dem systemisch-konstruktivistischen Hintergrund wurden hier im Rahmen der Forschungsarbeit nicht, wie von Mayring vorgeschlagen (vgl. Mayring 2010: 118ff.), die inhaltsanalytischen Gütekriterien nach Krippendorf angesetzt, zu denen neben der Validität im engeren Sinn auch die Reliabilität gehört, vor allem in Form von *Intercoderreliabilität.* Es wurde hier also z.B. nicht überprüft, ob verschiedene (systemisch orientierte) Analytiker zu den gleichen Ergebnissen gelangen würden, wenngleich dies durchaus ein weiterer Aspekt hätte sein können, der den Ergebnissen ggf. noch mehr Gewicht bzw. unter Umständen auch eine größere Reichweite verleihen könnte.

Vielmehr hat sich die Autorin dieser Forschungsarbeit auf die von Joana Krizanits unter der Überschrift „Von der qualitativen Sozialforschung zu theoriegeleiteten Praxis" geäußerten Gedanken zu diesem Thema im Zusammenhang mit Organisationsberatung bezogen:

„Geltungsbereich, Reproduzierbarkeit, Generalisierbarkeit, Verifikation –
all das ist nochmals eingeschränkter in der systemischen Organisationsberatung, die nicht soziale Phänomene erforscht, sondern kasuistisch
arbeitet und dazu gestaltend unterwegs ist, d.h. ihren Forschungsgegenstand verändert" (Krizanits 2015: 119).

Das heuristische Niveau dieser praxisbasierten Theorie liegt über dem
der individuellen und idiosynkratischen Alltagstheorien, allerdings unter
den Theorien mittlerer Reichweite.

Die Ergebnisse, die in der vorliegenden Forschungsarbeit erzielt wurden,
entsprachen in diesem Zusammenhang in ihrer Qualität z.B. einer inno-
vativen Heuristik, welche die Möglichkeit beinhaltete, Neues zu entde-
cken. Ebenso kam der Nutzen für die Untersuchten als weiteres Gütekriterium qualitativer Sozialforschung in Betracht. Angewendet wurde auch
eine kommunikative Validierung per Membercheck, d.h. das Gespräch
mit den Untersuchten, welche die Forschungsergebnisse als gültig erklär-
ten (vgl. Krizanits 2015: 121).

Durch die zusätzliche Literaturarbeit und den Vergleich mit jüngeren For-
schungsergebnissen (z.B. Tietze 2010) lassen sich die Forschungsergebnisse der Autorin zumindest ansatzweise mit diesen in Beziehung
setzen.

Durch das Extrahieren des Wirkfaktors „Beobachtung zweiter Ordnung" ist ein typisch systemisches Phänomen in den Vordergrund ge-
rückt und damit zum Gegenstand der Untersuchung gemacht worden,
was vielleicht die systemische Forschung als solche ein wenig weiter-
bringt, denn wie an anderer Stelle bereits erwähnt, ist bislang noch nicht
klar, was systemische Forschung eigentlich ist.

3.3 Zukünftige und neue Forschungsfragen

In Anbetracht des recht stark auf den Einzelfall bezogenen Experiments
würde sich zukünftig ggf. folgende weiterführende Forschungsfrage an-
bieten:

Welche Veränderungen lassen sich in Bezug auf die Ausbildungssupervision nach Implementierung eines Intervisionskonzeptes mit systemi-
schem Hintergrund in einer Berufsfachschule für Logopädie feststellen?

Notwendig ist dabei die Ermittlung des Ist-Zustandes in Form einer Stärken-Schwächen-Analyse und die anschließende Feststellung möglicher Veränderungen in ausgewählten Bereichen zu verschiedenen Messzeitpunkten, evtl. in Form einer Zeitreihenanalyse.

Die Teilnehmerinnen am Versuch hatten zum Teil Kenntnisse in systemischer Beratung und zum Teil auch nicht. Daraus ließe sich folgende Forschungsfrage ableiten: Welche konkreten Auswirkungen hat der Beratungshintergrund (systemisch / nicht systemisch) auf die Qualität der Beratungen unter Verwendung von „Autopower"?

Eine weitere Forschungsfrage, die sich aus dem Versuch ableiten lässt, könnte folgendermaßen lauten: Kommt es durch die regelmäßige Inanspruchnahme von systemisch ausgerichteter Intervision zu einer Steigerung der Arbeitszufriedenheit bei Lehrlogopäden an einer Berufsfachschule für Logopädie? Hierfür könnte sich eine Mischung aus quantitativer und qualitativer Erhebung im Rahmen eines Prä-Post-Designs eignen (vgl. herzu auch Tietze 2010).

Oder: Inwieweit wirken sich Methoden kollegialer Beratung unterschiedlich auf das Beratungsergebnis aus, je nachdem, ob sie systemisch ausgerichtet sind oder nicht? Als Methode wäre hier ein vergleichendes wissenschaftliches Experiment mit Versuchs- und Kontrollgruppe geeignet.

Anhand der eben explizierten neuen Forschungsfragen zeigt sich, dass es vielfältige Möglichkeiten gibt, zu dieser speziellen Materie zu forschen und damit die systemische Forschung insgesamt ein Stück weit voranzutreiben.

3.4 Schlussfolgerungen und Empfehlungen

Systemische Intervision mit dem minimalistischen Format „Autopower" ist eine effektive, zeitsparende Methode und den herkömmlichen, weniger methodisch ausgerichteten Alltagsverfahren deutlich überlegen, was die Wirksamkeit betrifft. Dies ging aus den Aussagen der Probanden in der vorliegenden Masterarbeit hervor. Intervision lässt sich demgemäß strukturierter und zielführender bzw. nachhaltiger gestalten, als Tür-und-Angel-Gespräche dies leisten können. Somit konnte die auf Seite 1 der

Einleitung gestellte grundlegende Frage[23] positiv bzw. mit „ja" beantwortet werden. Es lohnt sich also, die Methode weiterhin in der Organisation Berufsfachschule für Logopädie Würzburg zu verwenden. Zudem scheint es sinnvoll, Intervision / kollegiale Beratung weiterhin zum Gegenstand systemischer Forschung zu machen, da u.a. im Anschluss an diese Arbeit eine Vielzahl interessanter neuer Forschungsfragen aufgeworfen werden.

---

23 „Lässt sich der Erfolg der Methode Autopower tatsächlich abbilden?" (vgl. Herbach 2016: 1).

Literaturverzeichnis

Antrag auf die Ausstellung des Zertifikats Lehrlogopädin / Lehrlogopäde nach den Richtlinien des dbl (2015): Lehrlogopädln (dbl) / Lehrende (dbl), dbl (Hrsg.), Frechen, online im Internet: www.dbl-ev.de (zugegriffen am 05.02.2016).

Arnold, R. (2013): Wie man lehrt ohne zu belehren. 29 Regeln für die kluge Lehre. Das LENA-Modell. Zweite, unveränderte Auflage. Carl-Auer Verlag, Heidelberg.

Arnold, R. (Hrsg.) (2011): Veränderung durch Selbstveränderung. Impulse für das Changemanagement. Schneider Verlag, Baltmannsweiler.

Arnold, R. / Arnold-Haecky, B. (2011): Der Eid des Sisyphos. Einführung in die systemische Pädagogik. 2. unveränderte Auflage. Schneider Verlag, Baltmannsweiler.

Arnold-Haecky, B. (2010): systhemia-newsletter 1/10. systhemia – Institut für systemische Kommunikation und Führung, Kaiserslautern, online im Internet: http://www.systhemia.com/institut/sites/default/files/newsletter/newsletter_20 10-01.pdf (zugegriffen am 26.01.2016).

Ausbildungsintegrierender dualer Bachelor-Studiengang Akademische Sprachtherapie / Logopädie, Selbstdokumentation der Fakultät für Humanwissenschaften der Universität Würzburg 2015.

Ausbildungs- und Prüfungsordnung für Logopäden (LogAPro) (1980): Gesetze im Internet. Bundesministerium der Justiz und für Verbraucherschutz (Hrsg.), Berlin, online im Internet: http://www.gesetze-im-internet.de (zugegriffen am 05.02.2016).

Bateson, G. (1983): Ökologie des Geistes. Zweite Auflage. Suhrkamp Verlag, Frankfurt am Main.

Bayerisches Gesetz über das Erziehungs- und Unterrichtswesen (BayEUG) in der Fassung der Bekanntmachung vom 31. Mai 2000: Datenbank Bayern-Recht, Bayerische Staatskanzlei (Hrsg.), München, online im Internet: www.gesetze-bayern.de (zugegriffen am 05.02.2016).

Bekanntmachung von Richtlinien über die wissenschaftliche Begleitung und Auswertung von Modellvorhaben (2009), BMG (Hrsg.), Berlin, online im Internet: www.bundesgesundheitsministerium.de (zugegriffen am 05.02.2016).

Belardi, N. (2015): Supervision für helfende Berufe. 3. völlig überarbeitete und aktualisierte Auflage. Lambertus-Verlag, Freiburg im Breisgau.

© Springer Fachmedien Wiesbaden GmbH, ein Teil von Springer Nature 2019
A. Herbach, *Systemische Intervision für den Alltagsgebrauch*, Best of Therapie,
https://doi.org/10.1007/978-3-658-24307-4

Clausen-Söhngen, M. (2012): Ausbildungssupervision. (Ein) Blick in drei Ebenen. In: Therapie lernen. BDSL e.v. und VIDES e.v. (Hrsg.), Edition HarVe, Bremen.

Devereux, G. (1984): Angst und Methode in den Verhaltenswissenschaften. 1. Auflage. Suhrkamp, Frankfurt am Main.

Fatzer, G. / Rappe-Giesecke, K. / Looss, W. (2002): Qualität von Leistung und Beratung. Supervision, Coaching, Organisartionsentwicklung. 2. Auflage. Edition Humanistische Psychologie – EHP, Bergisch Gladbach.

Flick, U. / von Kardorff, E. / Steinke, I. (Hrsg.) (2012): Qualitative Forschung. Ein Handbuch. 9. Auflage. Rowohlt Taschenbuch Verlag, Reinbek.

Fotodokumentation: Präsenzveranstaltung Systemische Beratung „Einbringen eigener Fälle" 4. Fachsemester, Kaiserslautern 20.-23. August 2015 unter der Leitung von Johannes Groß.

Franz, H.-W. / Kopp, R. (Hrsg.) (2010): Kollegiale Fallberatung. State of the Art und organisationale Praxis. 2. Auflage. EHP-Verlag Andreas Kohlhage, Bergisch Gladbach.

Fromm, M. (2015): Einführung in die Pädagogik. Grundfragen, Zugänge, Leistungsmöglichkeiten. Waxmann. Münster, New York.

Gesetz über den Beruf des Logopäden (1980): Gesetze im Internet. Bundesministerium der Justiz und für Verbraucherschutz (Hrsg.), Berlin, online im Internet: http://www.gesetze-im-internet.de (zugegriffen am 05.02.2016).

Gesetz zur Einführung einer Modellklausel in die Berufsgesetze der Hebammen, Logopäden, Physiotherapeuten und Ergotherapeuten vom 25. September 2009: Bundesgesetzesblatt Jahrgang 2009 Teil I Nr. 64, ausgegeben zu Bonn am 2. Oktober 2009, Bundesanzeiger Verlag GmbH (Hrsg.), Köln, S. 3159.

Krizanits, J. Einführung in die Methoden der systemischen Organisationsberatung, Carl-Auer Verlag, 2. überarb.Aufl. 2015, ISBN 978-3-89670-899-1

Lehrlogopäde/-logopädin (2015): BERUFENET. Berufsinformationen einfach finden, Bundesagentur für Arbeit (Hrsg.), Nürnberg, online im Internet: berufenet.arbeitsagentur.de (zugegriffen am: 05.02.2016).

Lehrpläne für die Berufsfachschule für Logopädie (2000): Staatsinstitut für Schulqualität und Bildungsforschung (ISB) (Hrsg.), München, online im Internet: www.isb.bayern.de (zugegriffen am 05.02.2016).

Lippmann, E. (2013): Intervision. Kollegiales Coaching professionell gestalten. 3. überarbeitete Auflage. Springer-Verlag, Berlin, Heidelberg.

Luhmann, N. (2011): Einführung in die Systemtheorie. 6. Auflage. Carl-Auer Verlag. Heidelberg.

Luhmann, N. (2015): Soziale Systeme. Grundriß einer allgemeinen Theorie. 16. Auflage. Suhrkamp Verlag, Frankfurt am Main.

Maturana, H. / Pörksen, B. (2014): Vom Sein zum Tun. Die Ursprünge der Biologie des Erkennens. Dritte Auflage. Carl-Auer Verlag, Heidelberg.

Maturana, H. / Varela, F.J (2012): Der Baum der Erkenntnis. Die biologischen Wurzeln des menschlichen Erkennens. 5. Auflage. Fischer, Frankfurt am Main.

Maturana, H. / Varela, F. (1980): Autopoiesis and Cognition. A realization of the Living. D. Reidel Publishing Company. Dordrecht: Holland, Boston: USA.

Mayring, P.: Einführung in die qualitative Sozialforschung (6. Aufl.) © 2002, 2016 Beltz Verlag in der Verlagsgruppe Beltz · Weinheim Basel

Mayring, P.: Qualitative Inhaltsanalyse. (12. Aufl.) © 2010, 2015 Beltz Verlag in der Verlagsgruppe Beltz · Weinheim Basel

Muraitis, A. / von Schlippe, A. (2012): Fragen lernen – Worauf achtet eine empirische Organisationsforschung. In: Ochs, M. / von Schweitzer, J. (Hrsg.): Handbuch Forschung für Systemiker. Göttingen, Vandenhoeck & Ruprecht 2012, S. 89-104.

Oberhoff, B. (2009): Übertragung und Gegenübertragung in der Supervision. Theorie und Praxis. 6., durchges. Auflage. Daedalus Verlag, Münster.

Ochs, M. / Schweitzer, J. (Hrsg.) (2012): Handbuch Forschung für Systemiker. Vandenhoeck & Ruprecht, Göttingen.

Pörksen, B. (Hrsg.) (2015): Schlüsselwerke des Konstruktivismus. 2., erweitere Auflage. Springer, Wiesbaden.

Qualitätssicherung in der Logopädie-Ausbildung: Ein Qualitätssicherungsverfahren zur Unterstützung nachhaltiger Ausbildungsqualität in Logopädieschulen (2012): Qualitätssiegel für Logopädie-Schulen, dbl (Hrsg.), Frechen, online im Internet: www.dbl-ev.de (zugegriffen am 05.02.2016).

Schmid, B., Veith, T., Weidner, I. (2013): Einführung in die kollegiale Beratung. Zweite, unveränderte Auflage. Carl-Auer Verlag, Heidelberg.

Schuldt, C. (2005): Systemtheorie. CEP Europäische Verlagsanstalt, Bielefeld.

Schulordnung für die Berufsfachschulen für Ergotherapie, Physiotherapie, Logopädie, Massage und Orthoptik (Berufsfachschulordnung nichtärztliche Heilberufe – BFSO HeilB) vom 18. Januar 1993: Datenbank Bayern-Recht, Bayerische Staatskanzlei (Hrsg.), München, online im Internet: www.gesetze-bayern.de (zugegriffen am 05.02.2016).

Schweitzer, J. / Ochs, M. (2012): „Forschung für Systemiker" oder „systemisch forschen"? Unser Buchtitel als erkenntnistheoretisches Problem und forschungspraktische Herausforderung. In: dsbn. (Hrsg.): Handbuch Forschung für Systemiker. Vandenhoeck & Ruprecht, Göttingen, S. 17-31.

Simon, F. B. (2015): Von der Psychotherapie zur Erkenntnistheorie. In: Schlüsselwerke des Konstruktivismus. Pörksen, B. (Hrsg.). 2. Auflage. Springer, Wiesbaden.

Spencer-Brown, G. (2011): Laws of Form. The new Edition of this Classic with the First-Ever Proof of Riemann's Hypothesis. Leipzig.

Tietze, K.-O. (2010): Wirkprozesse und personenbezogene Wirkungen von Kollegialer Beratung. Theoretische Entwürfe und empirische Forschung. 1. Auflage. VS-Verlag, Wiesbaden.

Vonesch, L. / Kopp, R. (2010): Die Methodik der Kollegialen Fallberatung. In: Franz, H.-W. / Kopp, R. (Hrsg.): Kollegiale Fallberatung. State of the Art und organisationale Praxis. EHP-Verlag Andreas Kohlhage, Bergisch Gladbach.

von Foerster, H. / Pörksen, B. (2016): Wahrheit ist die Erfindung eines Lügners. Gespräche für Skeptiker. Elfte Auflage 2016. Carl-Auer-Systeme Verlag, Heidelberg.

von Foerster, H. (2002): Short Cuts. 2. Auflage. Zweitausendeins. Frankfurt am Main.

von Foerster, H. (1985): Sicht und Einsicht. 21 Wissenschaftstheorie und Philosophie. Vieweg, Braunschweig.

von Glasersfeld, E. (2015): Radikaler Konstruktivismus. Ideen, Ergebnisse, Probleme. 8. Auflage. Suhrkamp Verlag, Frankfurt am Main.

von Saldern, M. (2011): Zur Ermöglichung von Selbstveränderung in der Schule. In: Veränderung durch Selbstveränderung. Schlüsselwerke für das Changemanagement. Arnold, R. (Hrsg.). Schneider Verlag, Baltmansweiler.

von Schlippe, A. / Schweitzer, J. (2012): Lehrbuch der systemischen Therapie und Beratung I: Das Grundlagenwissen, Göttingen.

Watzlawick, P. (2013): Wie wirklich ist die Wirklichkeit. Wahn, Täuschung, Verstehen. 12. Auflage. Piper, München.

Willke, H. (2005): Systemtheorie II: Interventionstheorie: Grundzüge einer Theorie der Intervention in komplexe Systeme. UTB, Stuttgart.

Zalcman, M. / Cornell, W.: A Bilateral Model for Clinical Supervision. In: Transactional Analysis Association (ed.): Transactional Analysis Journal. Pleasanton, CA , USA , April 1983; vol. 13, 2, pp. 112-123.